Una scommessa sull' Endocrinologia Naturale

Dr. Mario Vega Carbó
Endocrinólogo

Prima edizione, luglio 2019

**Copyright © 2019 Mario Vega
Tutti i diritti riservati**

Ai miei figli: Liuba, Fidel, Mario e Rocío

Ai miei genitori: Lucia e Nicolás

A mia moglie: Dr. Ethel Vado Osuna

Ai miei colleghi, ai pazienti e alle loro famiglie

A Dio in natura come la migliore fonte di

Contenuto

Introduzione..10
Argomento I. Diabete..13
Capitolo 1..14
Definizione..14
Capitolo 2..16
Causa più frequenti..16
Capitolo 3..18
Sintomi comuni..18
Capitolo 4..20
Condizioni relative al controllo incontrollato...............20
Capitolo 5..22
Conseguenze, prevenzione e raccomandazioni naturali per controllarle..22
Capitolo 6..27
Trattamenti..27
Capitolo 7..32
Attività fisica e controllo metabolico...........................32
Capitolo 8..36
Misure dietetiche...36
Capitolo 9..42
Vitamine e minerali...42
Capitolo 10..44
Piante medicinali...44
Capitolo 11..47

Prodotti per diabetici approvati..47

Capitolo 12..50

Terapie alternative nella gestione Del diabete.......................50

Argomento II. Obesità..53

Capitolo 1..54

Concetto..54

Capitolo 2..56

Cause più frequenti...56

Capitolo 3..59

Sintomi più comuni...59

Capitolo 4..61

Condizioni associate...61

Capitolo 5..63

Urto...63

Capitolo 6..65

Trattamenti..65

Capitolo 7..69

Attività fisica..69

Capitolo 8..73

Misure dietetiche...73

Capitolo 9..79

Vitamine e minerali...79

Capitolo 10..83

Piante medicinali...83

Capitolo 11..85

Integratori naturali..85

Capitolo 12..88
Terapie alternative..88
Argomento III. Tiroide..92
Capitolo 1..93
Concetto..93
Capitolo 2..95
Cause più frequenti...95
Capitolo 3..97
Sintomi comuni..97
Capitolo 4..99
Condizioni associate..99
Capitolo 5..100
Urto...100
Capitolo 6..102
Trattamenti..102
Capitolo 7..105
Attività fisica..105
Capitolo 8..107
Misure dietetiche...107
Capitolo 9..114
Vitamine e minerali...114
Capitolo 10..116
Piante medicinali...116
Capitolo 11..118
Integratori naturali...118
Capitolo 12..119

Terapie alternative..119
Argomento IV. Sindrome Ovaie policistiche........................121
Capitolo 1...122
Concetto..122
Capitolo 2...124
Cause più frequenti...124
Capitolo 3...126
Sintomi comuni...126
Capitolo 4...127
Condizioni associate..127
Capitolo 5...128
Conseguenze a lungo termine..128
Capitolo 6...130
Trattamenti...130
Capitolo 7...132
Attività fisica..132
Capitolo 8...134
Misure dietetiche...134
Capitolo 9...140
Vitamine e minerali...140
Capitolo 10...143
Piante medicinali...143
Capitolo 11...145
Integratori naturali...145
Capitolo 12...147
Terapie alternative..147

Argomento V. Climaterico Maschio e femmina.....................149
Capitolo 1..150
Concetto..150
Capitolo 2..152
Cause più frequenti...152
Capitolo 3..154
Sintomi comuni...154
Capitolo 4..155
Condizioni associate...155
Capitolo 5..156
Urto..156
Capitolo 6..158
Trattamenti..158
Capitolo 7..162
Attività fisica...162
Capitolo 8..165
Misure dietetiche...165
Capitolo 9..169
Vitamine e minerali...169
Capitolo 10..171
Piante medicinali...171
Capitolo 11..174
Integratori naturali..174
Capitolo 12..175
Terapie alternative..175
Referencias por temas y capítulos..178

Informazioni sull'autore..200

Introduzione

Lo scopo di questo libro è quello di sensibilizzare sul fatto che in natura ci sono tutti i nutrienti di cui abbiamo bisogno per una dieta sana, per prevenire le malattie, per alleviare i loro sintomi e per invertire l'effetto di quelli che ci riuniscono qui: malattie endocrine.

Non intende in nessun caso sostituire un trattamento medico, ma aprire la gamma di opzioni in modo che abbiamo la possibilità di scegliere.

Faremo un tour delle cause e delle conseguenze delle cinque malattie endocrine che stanno prendendo il controllo della nostra società e ci prepareremo nel campo di battaglia contro questi disturbi usando non solo la, una condizione clinica che è diventata un'epidemia negli ultimi anni. Sapremo quali sono i criteri per la diagnosi, i tipi esistenti, quali sono i sintomi sospetti e parleremo anche del trattamento, spiegando l'effetto dei farmaci, l'importanza di uno terapia tradizionale, ma anche evidenziando l'importanza delle misure naturali come cambiamenti nello stile di vita, nella dieta e nell'esercizio fisico e, naturalmente, le risorse e i benefici che possiamo trovare nelle piante per aiutare nel trattamento di queste malattie.

Apriremo questo libro con il tema del diabetestile di vita sano e le piante che sono utili per pazienti diabetici

Quindi continueremo con un argomento strettamente correlato al diabete come l'obesità. Oggi l'obesità è considerata una malattia grave, un nemico silenzioso che scatena una serie di patologie e complicanze. Parleremo dei parametri per definirlo, i tipi esistenti in base alla distribuzione del tessuto adiposo, le complicazioni che esso provoca in salute, nonché le misure di trattamento non farmacologico, i farmaci che possono essere utilizzati e i rimedi naturali raccomandati.

Nel terzo capitolo, esporremo la tiroide e le malattie che sono causate da alterazioni nella sua funzione. La tiroide produce ormoni essenziali per iniziare i processi metabolici di tutte le nostre cellule e quando questa produzione si verifica in eccesso (ipertiroidismo) o è carente (ipotiroidismo) i sintomi si manifestano in tutti gli organi del nostro corpo. Parleremo delle cause di queste malattie, delle complicazioni e delle opzioni del trattamento medico tradizionale come delle terapie alternative con le piante medicinali.

Presentiamo nel quarto capitolo, una delle patologie con la più alta prevalenza nelle donne con infertilità e infertilità come la Sindrome dell'Ovaio Policistico (PCOS) che raggiunge fino al 12% tra le donne in età fertile. Vedremo di cosa tratta questa patologia, quali sono i sintomi e le cause, come è il trattamento convenzionale e quali ricette naturali possono aiutare nella sua gestione.

Nell'ultimo capitolo, chiudendo in bellezza, ci prepareremo ad affrontare una fase difficile di cambiamenti sia fisici che psicologici come il Climaterio, sia femminile che maschile. Spiegheremo perché si verifica questo stadio, quali sono i cambiamenti fisiologici attesi con l'età, i sintomi che esso genera e i possibili disagi, oltre a guidare le terapie che possiamo adottare per affrontare questo ciclo di vita.

Mentre viaggi attraverso le pagine di questo libro, diventerai consapevole di tutto ciò che hai in mano per migliorare il tuo stile di vita dal momento in cui ti svegli fino a quando vai a dormire la notte. Da questo momento, la tua vita può cambiare radicalmente e per sempre, devi solo permettere che l'alchimia abbia luogo. Il mago sei tu.

L'autore
Dr. Mario Vega

Argomento I. Diabete

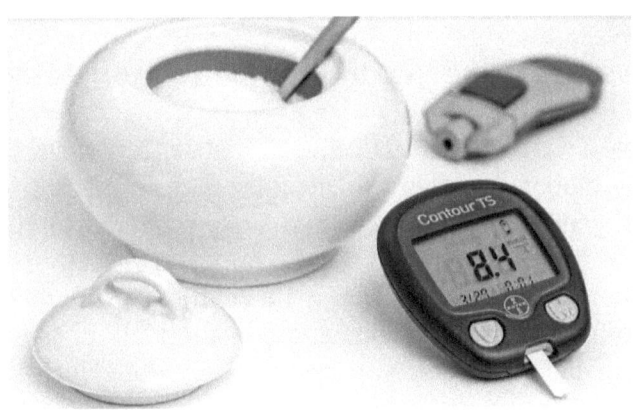

Capitolo 1

Definizione

Definizione scientifica: il diabete è una malattia cronica che si manifesta quando il pancreas smette di produrre abbastanza insulina per regolare la presenza di zucchero nel sangue. Un altro motivo per l'insorgenza del diabete è quando il pancreas produce normalmente insulina, ma il corpo non è in grado di usarlo in modo efficace. Quando il diabete non è controllato, nel corpo si verifica una condizione nota come iperglicemia, che significa aumento della glicemia. Col passare del tempo, questa condizione provoca gravi danni a molti organi del corpo, nonché ai suoi vari sistemi, nervi e vasi sanguigni.

Classificazione secondo la sua patofisiologia:

Diabete di tipo 1: questo tipo di diabete è noto anche con il nome di diabete insulino-dipendente o giovanile. Si verifica quando il pancreas non è in grado di sintetizzare l'insulina, quindi il glucosio che entra nel corpo dal cibo viene lasciato nel sangue senza essere in grado di entrare nelle cellule, per il quale è vitale per il suo funzionamento. Concentrando alti livelli di zucchero nel sangue, iniziano a sorgere vari problemi di salute. Questo diabete non è stato prevenuto fino ad oggi.

Diabete di tipo 2: noto come non insulino dipendente o come diabete adulto, il tipo 2 si verifica quando il pancreas produce l'insulina necessaria, ma il corpo non è in grado di farlo svolgere la funzione per cui esiste. Pertanto, si verificano anche alte concentrazioni di zucchero nel sangue e la salute è compromessa. L'inizio di questa malattia è impercettibile, tanto che alcune persone ne soffrono per anni, fino a quando finalmente si manifesta un problema nella loro visione o nel loro cuore, che finisce per essere rilevato. Poiché il corpo è intelligente e programmato per rigenerarsi, quando il fegato e le cellule adipose non usano correttamente l'insulina, il pancreas fa un doppio sforzo per produrre di più. Tuttavia, ad un certo momento, i loro sforzi cessano e il problema peggiora.

Diabete gestazionale: è una condizione caratterizzata dallo sviluppo dell'iperglicemia, cioè dall'aumento della glicemia, durante la fase della gravidanza. Sebbene i livelli di zucchero siano più alti di quelli accettati, non diventano quelli necessari per parlare del diabete stesso. Le conseguenze di questa condizione sono possibili complicazioni durante la gravidanza, durante il parto e l'aumento del rischio che il futuro bambino sviluppi il diabete di tipo 2.

Altri tipi di diabete: questa categoria comprende quei tipi di diabete che sono causati da una patofisiologia diversa dalle precedenti, di solito la malattia si verifica a seguito di un'altra malattia primaria. È il caso del diabete attraverso l'uso di farmaci steroidi e del diabete a causa di malattie come la fibrosi cistica.

Capitolo 2

Causa più frequenti

Diabete di tipo 1

Ad oggi, le cause esatte di questo tipo di diabete, che risulta essere autoimmune, sono sconosciute. Gli scienziati stanno indagando sulla linea della genetica, poiché ritengono che la persona sia nata con una certa predisposizione nel loro DNA per svilupparlo, ma in modo che il sistema immunitario inizi a distruggere erroneamente le cellule del pancreas che producono insulina, è è necessario che la persona contragga un virus che scatena tale reazione nel sistema immunitario. Pertanto, le due principali cause di questa malattia sono riassunte come segue:

- **Ereditarietà**
- **Fattori ambientali**

Diabete di tipo 2

Questo tipo di diabete è fortemente correlato allo stile di vita. Le cattive abitudini, come lo stile di vita sedentario e la cattiva alimentazione, appaiono in cima all'elenco dei fattori di rischio. Questo perché esiste una connessione diretta tra obesità e insulino-resistenza che porta al diabete di tipo 2. Il grasso addominale è collegato a detta insulino-resistenza, quindi è sia una causa che un indicatore di la malattia. Un altro fattore di rischio è la genetica. Tra i gruppi più vulnerabili a soffrire di questo diabete ci sono: latino americani, afroamericani, americani di origine asiatica, hawaiani, nativi delle isole del Pacifico e persone nate in Alaska. Pertanto, possiamo riassumere le cause di questo diabete in:

- **Abitudini della vita**
- **Ereditarietà**
- **Posizione geografica**

Diabete gestazionale

Nel diabete gestazionale opera un triangolo di fattori che provoca l'attivazione della malattia. Da un lato, la genetica collabora nel suo aspetto, così come cattive abitudini alimentari e mancanza di esercizio fisico. Tuttavia, anche i cambiamenti ormonali che si verificano durante la fase gestazionale sono fortemente responsabili del loro aspetto. L'ipotesi più accettata finora è quella basata sul fatto che gli ormoni trovati nella placenta finiscono per bloccare l'azione dell'insulina. A sua volta, l'aumento di peso in gravidanza è un altro fattore scatenante per il diabete gestazionale. In questo modo, le cause sono riassunte in:

- **Ereditarietà**
- **Abitudini della vita**
- **Ormoni**

Altri tipi di diabete.
Farmaci

Un'altra causa del diabete sono alcuni farmaci che possono causare iperglicemia o diabete scompensato che esisteva in precedenza. Tra questi ci sono analgesici oppioidi, corticosteroidi, reumatologici, psicofarmaci, antineoplastici, antimicrobici, immunosoppressori, cardiaci, ormoni e broncodilatatori.

Capitolo 3

Sintomi comuni

Il nostro corpo è molto saggio e istintivo. Attraverso i sintomi ci parla per comunicare ciò che non è così evidente a occhio nudo. Pertanto, quando apprezziamo uno o più dei seguenti segni, potremmo soffrire di diabete silenzioso senza nemmeno sospettarlo:

Poliuria: comporta la minzione in grandi quantità. Non dovremmo confondere questa condizione con la minzione molto spesso in piccole quantità.

Polidipsia: è l'eccessivo aumento della sete, che è accompagnato dall'urgenza di estinguerlo. Fa ingerire grandi quantità di liquido e la scelta è di solito l'acqua. cantidades de líquido y la elección la mayoría de las veces suele ser el agua.

Polifagia: è quando la fame aumenta in modo incontrollato e porta a mangiare grandi quantità di cibo.

Perdita di peso: deve verificarsi senza alcun fattore che l'ha generata apposta o da altre patologie che la causano. È un sintomo del diabete quando perdiamo peso in modo evidente e senza alcun cambiamento nelle nostre abitudini di vita, come le diete o l'esercizio fisico.

Altri sintomi sospetti

Prurito: prurito della pelle senza alcun fattore evidente che lo genera.

Stanchezza: senza una ragione apparente, ci sentiamo stanchi e abbiamo difficoltà a respirare di fronte a piccoli sforzi fisici.

Visione offuscata: dobbiamo escludere l'affaticamento degli occhi e il fatto che si tratti di un sintomo circostanziale. Per considerarlo un segno di diabete, deve essere costante.

Ferite che non guariscono: se le nostre ferite impiegano molto più tempo a chiudersi o addirittura a provocare infezioni, il diabete può essere la causa.

Intorpidimento e formicolio alle estremità: se sentiamo la perdita di mobilità o la sensazione di aghi nelle mani e nei piedi, può essere un altro sintomo di questa malattia.

Capitolo 4

Condizioni relative al controllo incontrollato

Quando, a causa della mancanza di conoscenza o negligenza, trascuriamo il nostro diabete, il corpo si sposta dallo stadio dei sintomi a quello delle condizioni, che può essere uno dei seguenti:

Candidosi vaginale: è un'infezione vaginale causata da funghi che si manifesta attraverso un intenso prurito nella zona vaginale e vulvare. Altri sintomi che indicano che è presente sono eruzione cutanea, arrossamento e dolore nell'area, nonché secrezioni vaginali acquose o spesse.

Balanite: è l'infiammazione e l'irritazione del glande o del prepuzio negli uomini e del clitoride nelle donne. Si manifesta attraverso l'irritazione della zona, solitamente accompagnata da minzione dolorosa, secrezioni dall'uretra e comparsa di piaghe viola nella zona.

Infezioni urinarie: si verificano quando i batteri entrano nell'uretra e si depositano nella vescica. L'infezione può colpire sia l'uretra, gli ureteri, i reni o la vescica. Sebbene i batteri che li causano di solito entrino frequentemente nel corpo, possono essere rilasciati senza problemi. Tuttavia, quando è presente il diabete, indebolisce il sistema immunitario e di conseguenza non svolge il suo ruolo di distruggere i patogeni intrusivi nel corpo.

Infezioni della pelle: dobbiamo essere molto attenti ai frequenti disturbi della pelle, poiché questi potrebbero essere il primo sintomo che attiva l'allarme del diabete. Se soffriamo di bolle, porcili, carbonchi (infezione a livello del derma) o follicolite (infezione dei follicoli piliferi), potrebbe essere il semaforo del corpo quando si tratta di avvisarci del diabete.

Problemi orali: l'aumento della glicemia incontrollata ci rende più propensi a soffrire di problemi gengivali, come la parodontite, che può portare alla perdita dei denti, nonché al generale deterioramento della salute orale. È importante prendere questo tipo di problema di salute come un avvertimento che il diabete potrebbe essere presente, oltre ad avere controlli dentali ogni sei mesi se ci venisse diagnosticata la malattia.

Capitolo 5

Conseguenze, prevenzione e raccomandazioni naturali per controllarle

L'inizio del diabete comporta conseguenze indesiderabili per la salute. Fortunatamente, possiamo sempre prevenirli se non sono ancora comparsi o controllarli se sono stati installati. Tali effetti negativi si manifestano attraverso le seguenti malattie:

Neuropatia periferica

A causa di lesioni nei nervi periferici, vale a dire quelli che si trovano all'esterno del cervello e del midollo spinale e che trasmettono gli stimoli al cervello, la persona soffre di intorpidimento o intorpidimento delle mani o dei piedi. D'altra parte, si avverte generalmente una sensazione di debolezza generalizzata.

Misure preventive

• Controllo delle condizioni mediche che lo causano: diabete, artrite, alcolismo, malattia di Lyme, HIV e fegato, disturbi ai reni o alla tiroide.
• Evitare l'esposizione alle tossine
• Evitare movimenti ripetitivi
• Esercizio

• Ingerire vitamina B

Consigli naturali per controllarlo

• Mangia noci
• Consuma olio di pesce
• Esporsi moderatamente al sole ogni giorno per produrre vitamina D • Consuma il succo di erba di grano
• Mangia peperoni e peperoni

Disfunzione sessuale

La disfunzione sessuale è la condizione in cui l'uomo soffre di disfunzione erettile e la donna perde il desiderio sessuale. Per parlare di una patologia, è necessario che questa condizione sia persistente e che non sia collegata a fattori emotivi di natura passeggero.

Misure preventive

• Smetti di fumare
• Perdere peso
• Dormire almeno sette ore al giorno
• Ridurre lo stress
• Aumentare il benessere
• Segui una dieta sana
• Eseguire attività fisica

Consigli naturali per controllarlo

• Agopuntura
• Esercizi di Kegel
• Mangia ginseng rosso
• Consuma arginina
• Consuma Ginkgo biloba

Malattia renale cronica

Si parla di malattia renale cronica quando il danno renale è stato generato e si è evoluto. In questo caso, la malattia coesiste per anni ed è sconosciuto che è lì perché di solito non manifesta sintomi. Possiamo sapere se esiste attraverso test di routine, come il tasso di filtrazione glomerulare, la creatinina e l'urea nel sangue, il test delle urine e il controllo della pressione sanguigna.

Misure preventive

- Controlla il livello di zucchero nel sangue quando hai il diabete
- Fai almeno trenta minuti di allenamento al giorno ogni giorno
- Non fumare
- Ridurre il consumo di alcol
- Controlla il peso
- Mantenere la pressione sanguigna in parametri sani
- Riduzione del consumo di grassi
- Eliminare l'assunzione di sale

Consigli naturali per controllarlo

- Mangia cibi con potassio, sodio e fosforo
- Prendi il brodo di cipolla
- Prendi infusioni di ribes, tarassaco, malva ed equiseto

Cardiopatia ischemica

Si verifica quando le pareti delle arterie coronarie sono danneggiate, causando una condizione nota come arteriosclerosi e questo provoca il cuore non riceve abbastanza sangue. Di solito non ha sintomi.

Misure preventive

- Elimina lo stile di vita sedentario
- Non fumare
- Segui una dieta sana
- Ridurre lo stress

Consigli naturali per controllarlo

- Mangia noci
- Mangia la cipolla
- Bere infuso di biancospino
- Mangia avocado e banane
- Mangia miele
- Bevi infuso di aglio e aceto bianco dolcificato con miele
- Bevi l'infuso di vischio.

Piede diabetico II

Piede diabetico appare quando, a causa della perdita di sensibilità nei piedi causata dal diabete, le ferite nel piede non vengono percepite dalla persona, quindi continuano a progredire fino a generare un'ulcera che potrebbe portare all'amputazione del piede . Un piccolo taglio o una vescica insignificante possono portare a gravi problemi a causa della mancanza di dolore che dovrebbero causare.

Misure preventive

- Controlla i tuoi piedi ogni giorno
- Lavati i piedi ogni giorno

- Idratare i piedi ogni giorno
- Archivia calli e durezze con grande cura
- Essere sempre calzature
- Proteggere i piedi da temperature estreme
- Indossare calze quando la calzatura lo consente

Consigli naturali per controllarlo

- Applicare l'aloe vera con olio essenziale dell'albero del tè
- Ottieni bagni di sale marino
- Bere infuso di Ginkgo biloba
- Bevi l'infuso di calendula
- Applicare olio di cocco mescolato con vitamina E

Capitolo 6

Trattamenti

Il trattamento per il diabete si basa su una combinazione di misure "non farmacologiche" e "farmacologiche" che sarà progressiva e attuata in ciascun paziente considerando ciascun caso individualmente.

Il primo passo nel trattamento saranno sempre le misure non farmacologiche, che si basano principalmente sui cambiamenti nello stile di vita. Per ottenere la riduzione del peso corporeo, soprattutto nei pazienti con diabete di tipo 2 e obesità, è necessario seguire una dieta ipocalorica pianificata in base alle esigenze individuali di ciascuna persona, l'obiettivo è ottenere una riduzione del 5% del peso corporeo ogni anno e che questo cambiamento sia mantenuto.

Il primo passo nel trattamento saranno sempre le misure non farmacologiche, che si basano principalmente sui cambiamenti nello stile di vita. Per ottenere la riduzione del peso corporeo, soprattutto nei pazienti con diabete di tipo 2 e obesità, è necessario seguire una dieta ipocalorica pianificata in base alle esigenze individuali di ciascuna persona, l'obiettivo è ottenere una riduzione del 5% del peso corporeo ogni anno e che questo cambiamento sia mantenuto. Allo stesso modo, la dieta dovrebbe essere combinata con una routine di esercizi aerobici da moderati ad alta intensità che in media aggiungono circa 30 minuti a settimana. Le routine dovrebbero essere adattate per ogni persona, dal camminare, fare jogging o altri esercizi, tenendo conto delle comorbilità della persona.

Quando le alterazioni metaboliche del diabete non sono completamente compensate con queste misure non farmacologiche, vengono combinate con i farmaci.Igualmente,

Farmaci

I farmaci sono indicati principalmente in caso di diabete di tipo 2. Nel diabete di tipo 2 l'alterazione principale è una resistenza dei tessuti all'azione dell'insulina, sebbene il pancreas continui a produrre insulina ma a livelli più bassi del normale, per questo motivo I farmaci hanno lo scopo di: (1) aumentare la produzione di insulina da parte del pancreas o, (2) migliorare la sensibilità dei tessuti all'azione dell'insulina. Esiste una vasta gamma di farmaci che possono essere classificati in base al modo in cui agiscono nel corpo come segue:

Biguanide: il principale rappresentante di questo gruppo di farmaci è la metformina. Funziona migliorando la sensibilità dei tessuti all'azione dell'insulina ed è il farmaco di scelta per i pazienti con diabete di tipo 2. Viene somministrato da due a tre volte al giorno.

Inibitori della dipeptidilpeptidasi IV: in questo gruppo troviamo Sitagliptin, Vildagliptin e Saxagliptin. Agiscono bloccando l'azione di un enzima chiamato

Dipeptidildildepteptasi IV. Questo enzima è una proteina responsabile dell'eliminazione delle sostanze prodotte dall'intestino, chiamate incretine, che hanno la funzione di stimolare la produzione di insulina quando il cibo viene ingerito. Sono somministrati per via orale

Incretinomimetici: i rappresentanti di questo gruppo sono Exenatide e Liraglutide. Sono farmaci che vengono somministrati per via parenterale, cioè di solito attraverso iniezioni. La sua funzione è di simulare gli effetti di sostanze chiamate incretine prodotte dal tratto digestivo per stimolare la produzione di insulina.

Tiazolidinedioni: come il pioglitazone. È un farmaco che viene somministrato per via orale e la sua funzione è quella di migliorare l'azione sui tessuti dell'insulina, agendo principalmente sui tessuti grassi. Inoltre, riducono la produzione di glucosio da parte del fegato. Tra i suoi effetti collaterali è stato correlato all'aumento di peso e ai problemi cardiaci.

Meglitinidi: questi farmaci sono stimolanti della secrezione di insulina da parte del pancreas e vengono somministrati per via orale più volte al giorno. Gli effetti avversi possono causare ipoglicemia, cioè ridurre la glicemia in eccesso. Esempi sono Repaglinide e Nateglinide.

Solfoniluree: sono tra i più comunemente usati per il trattamento del diabete di tipo 2, da soli o in associazione con metformina. Sono stimolanti della secrezione di insulina e la loro somministrazione viene generalmente assunta per via orale una volta al giorno. Il principale effetto avverso è l'ipoglicemia. In questo gruppo ci sono farmaci come: Glibenclamide, Glicazide, Glimepiride.

Terapia ormonale: insulina

La somministrazione di insulina è indicata nei pazienti diabetici di tipo I, nelle donne in gravidanza con diabete di tipo 1 e 2 o con diabete gestazionale e anche nei pazienti con diabete di tipo 2 in stadi avanzati. In caso di diabete di tipo 1 e diabete di tipo 2 a lungo termine, il pancreas non produce più insulina, quindi deve essere fornito.

L'insulina viene somministrata per via parenterale, cioè attraverso iniezioni, solitamente sottocutanea o endovenosa. Le presentazioni disponibili sono analoghi dell'insulina umana sintetica e altri tipi come l'insulina NPH e sono classificate in base al loro tempo di azione. Le iniezioni devono rispettare uno schema rigoroso in termini di programmi di alimentazione e in relazione ai pasti e devono essere controllate con la glicemia capillare a digiuno. Attualmente, ci sono pompe di insulina programmate che i pazienti usano per la somministrazione di insulina quasi automaticamente.

Rischi e benefici

Gli effetti collaterali del farmaco sono vari e dipendono dal tipo di farmaco. In generale, i più comuni sono ipoglicemia, nausea, diarrea, vomito, aumento di peso e riduzione del sodio nel sangue. Per quanto riguarda i benefici, questi farmaci hanno la funzione di aumentare la produzione di insulina, aiutando il corpo a usarlo correttamente e facendo in modo che il fegato produca meno glucosio.

Interventi chirurgici

- Chirurgia del piede diabetico

- Trapianto di pancreas

- Chirurgia per il trattamento dell'obesità

Indicazioni, rischi e benefici

La chirurgia del piede diabetico è raccomandata quando si affronta un piede a rischio, il che implica che potrebbe essere necessaria un'amputazione se la ferita persiste. I rischi di entrambi gli interventi chirurgici sono legati alla difficoltà di guarigione presentata dal paziente diabetico, mentre i benefici sono quelli di ripristinare la salute del piede e dare al corpo un pancreas funzionante che libera il paziente dalle sue condizioni diabetiche.

Nel caso del trapianto di pancreas troviamo altri rischi da tenere in considerazione. Il primo di questi è la gravità dell'intervento. Secondo i dati, il 20% delle persone trapiantate muore entro il primo anno dall'intervento. D'altra parte, gli effetti collaterali dei farmaci immunosoppressori che devono essere presi per impedire al corpo di respingere il nuovo organo, sono più pericolosi del diabete stesso.

La chirurgia per il trattamento dell'obesità è considerata in quanto molti pazienti con diabete di tipo 2 sono obesi. La chirurgia è indicata nei casi in cui l'IMC è superiore a 40 kg / m2 e anche quando il valore è compreso tra 30-39 kg / m2 e non è stato in grado di perdere peso con mezzi convenzionali (dieta ed esercizio fisico) e il il paziente ha altre gravi malattie associate, come l'ipertensione.

Capitolo 7

Attività fisica e controllo metabolico

Influenza dell'attività fisica sul controllo metabolico

Effettuare un controllo metabolico rigoroso e regolare è ciò che ci porterà lontano dalle complicazioni derivate dal diabete.

L'esercizio fisico ha un impatto molto positivo sulle persone con diabete di tipo 1 e di tipo 2. Oltre a ottenere tutti i benefici che comporta l'esercizio fisico, le persone diabetiche acquisiranno i seguenti vantaggi:

    Miglioramento dei livelli di glucosio nel sangue
    Aumento della sensibilità all'insulina

A livello metabolico, ciò che accade quando si fa esercizio fisico e si è direttamente correlati al diabete è la mobilizzazione dei depositi di glicogeno nel fegato e nei muscoli. Inoltre, i muscoli iniziano ad assorbire il glucosio, quindi lo eliminano dal sangue. Infine, l'esercizio fisico, in particolare quello aerobico, innesca la combustione dei lipidi, un'azione che migliora l'azione dell'insulina nei tessuti, portando ad abbassare la glicemia.

I bambini e gli adolescenti con diabete di tipo 1 sono abilitati a svolgere qualsiasi tipo di attività fisica, possono persino praticare sport agonistici, ma devono sempre avere un adeguato controllo metabolico. È stato rilevato che per svolgere l'attività fisica in sicurezza, è necessario adattare i farmaci e la dieta.

Complicanze e malattie associate

Le complicanze più comuni nel diabete sono microvascolari:

Retinopatia: si verifica perché alti livelli di zucchero nel sangue danneggiano i vasi sanguigni della retina. Successivamente, le navi si gonfiano e perdono fluido o vengono prodotti nuovi vasi anormali. Nel tempo, tutti questi cambiamenti possono portare alla perdita della vista.

Nefropatia: è la malattia renale cronica, che provoca una scarsa filtrazione del sangue da parte dei reni, che si traduce in un pericoloso accumulo di rifiuti ed elettroliti nel corpo. Neuropatia: i nervi periferici sono indeboliti, il che porta a intorpidimento e perdita di mobilità delle parti del corpo.

Oltre a quelli cardiovascolari, che sono associati al controllo metabolico e all'evoluzione della malattia.

Neuropatia: i nervi periferici sono indeboliti, il che porta a intorpidimento e perdita di mobilità delle parti del corpo.

Oltre a quelli cardiovascolari, che sono associati al controllo metabolico e all'evoluzione della malattia.

Routine combinate di resistenza, cardio, flessibilità ed elasticità

Ci sono alcuni esercizi particolarmente raccomandati per le persone con diabete. Anche se, quando si pratica l'attività fisica, è necessario considerare i suoi quattro pilastri, è necessario sottolineare che il più benefico per il controllo metabolico nelle persone con questa malattia è aerobico.

Affinché i benefici derivanti dall'esercizio fisico abbiano luogo, ciò dovrebbe consistere in sessioni che durano almeno trenta minuti di esercizio ininterrotto e che si svolgono almeno tre volte alla settimana.

Le routine possono essere scelte in base al tempo e all'energia disponibili. Affinché l'attività aerobica abbia l'effetto desiderato, deve durare tra i venticinque e i quarantacinque minuti.

Esercizio cardio o aerobico

- Ciclismo
- Pattinaggio
- Ellittica
- Camminata veloce
- Nuoto
- Danza
- Corri

Resistenza

Quando parliamo di resistenza, ci riferiamo all'uso dei pesi per generare l'aumento della massa muscolare. Dobbiamo ricordare che maggiore è il volume nel muscolo, maggiore sarà l'assorbimento del glucosio. Le ripetizioni degli esercizi di resistenza variano tra le dieci e le trenta per serie e devono essere eseguite almeno tre serie. I muscoli da lavorare sono:

Abs
Dorsali
Arms
Gambe

Flessibilità

Sono routine progettate per ottenere il massimo raggio di movimento nelle articolazioni. Beneficiano della postura e della mobilità quotidiana. I più consigliati sono:

- Yoga
- Pilates
- Balletto

Springiness

Le persone con diabete soffrono di degenerazione cellulare prematura, quindi è comune che abbiano usura articolare, strappi muscolari e lesioni ai tendini. Per evitare ciò, nessun allenamento dovrebbe terminare se una routine mirava all'elasticità muscolare. Qui saranno lavorate le braccia, le gambe e la colonna vertebrale. Affinché il muscolo riceva i nutrienti necessari e rilasci l'acido lattico accumulato nella sessione di resistenza e possiamo evitare di sentire dolore, ogni esercizio di stretching deve durare almeno venti secondi ed essere ripetuto due volte.

Capitolo 8

Misure dietetiche

Conteggio dei carboidrati

Il conteggio dei carboidrati è una tecnica focalizzata sul controllo del livello di glucosio nel sangue attraverso la pianificazione dei menu, poiché questo nutriente aumenta i livelli di glucosio. Tuttavia, se vogliamo che sia efficace, non è così semplice come aggiungere i carboidrati presenti negli alimenti, poiché devono essere presi in considerazione due fattori che riducono l'effetto di questo nutriente: l'esercizio fisico e le medicine che stiamo assumendo.

In media, si può partire dalla base della necessità di 52 carboidrati per pasto.

Ad esempio, una colazione con questa quantità di carboidrati potrebbe essere formata da:
- 1 frutta fresca
- 1/2 tazza di farina d'avena
- 1/2 tazza di yogurt senza zucchero senza zucchero
- 1 biscotto dolce

Dieta secondo indice glicemico e carico glicemico

L'indice glicemico ci dice della velocità con cui un alimento è in grado di aumentare la glicemia. È necessario dividere gli alimenti tra quelli con indice glicemico basso, medio e alto. Il valore fittizio di 100 è attribuito al glucosio, pertanto quegli alimenti che sono inferiori a 55 hanno un indice basso; tra 55 e 70 sono intermedi e quelli sopra 70 sono indice elevato.

Il carico glicemico è un modello che valuta la velocità con cui il glucosio raggiunge il sangue. Per questo, vengono valutati i carboidrati contenuti nel cibo. Ad esempio, se il cibo ha un indice glicemico elevato, ma contiene pochi carboidrati, il suo carico glicemico è basso. Non si può parlare dell'indice glicemico senza tenere conto del carico glicemico e viceversa. Gli alimenti sopra i 20 sono considerati ad alto carico glicemico, poiché faranno raggiungere più rapidamente il glucosio nel sangue. Quelli sotto i 10 anni hanno un basso carico glicemico..

Alimenti ad alto indice glicemico: riso bianco, anguria, cereali trasformati, farina d'avena istantanea, patate

Alimenti a indice glicemico medio: riso integrale, pane pita, pane di segale, uva passa

Alimenti a basso contenuto glicemico: orzo, quinoa, noci, legumi, latte, yogurt

Alimenti ad alto carico glicemico: pasta, zucchero, cereali e uvetta

Alimenti a medio carico glicemico: pane, patate lesse, miele

Alimenti a basso carico glicemico: ananas, cereali con fibra, lenticchie, kiwi

Lettura tag

Prima di acquistare qualsiasi alimento, è conveniente leggere attentamente la sua etichetta. I fattori da prendere in considerazione sono i seguenti:

Dimensione di servizio: i valori che verranno letti di seguito sono per porzione, non per l'intero pacchetto. È molto importante non confondersi e credere che consumeremo solo 52 calorie se consumiamo l'intero pacchetto, dal momento che possiamo parlare di quella quantità di calorie per tre biscotti, ad esempio.

Calorie: è molto importante consumare meno calorie di quante il corpo stia attualmente bruciando attraverso l'attività fisica per perdere peso.

Carboidrati: includono zuccheri, fibre e carboidrati complessi. Ogni carboidrato aumenta lo zucchero nel sangue, quindi è necessario tenere conto dei grammi totali, non solo di quelli dello zucchero.

Fibra: si consiglia di assumere in media 25 grammi al giorno nelle donne e 38 grammi nel caso degli uomini.

Alcoli di zucchero: hanno meno calorie rispetto ai carboidrati e all'amido. Sono trucchi perché possono essere presenti in un alimento la cui etichetta dice "senza zucchero", che non lo esenta da carboidrati o calorie.

Grassi totali: include il conteggio dei grassi cattivi e buoni per il corpo. I grassi mono e polinsaturi riducono il colesterolo cattivo e proteggono il sistema cardiovascolare.

Grassi saturi: aumentano il colesterolo cattivo e il rischio di malattia coronarica.

Grassi trans: aumentano il colesterolo cattivo e il rischio di malattia coronarica.

Colesterolo: meno hai, più sano è il cibo. Idealmente, dì 0%.

Sodio: non influenza la glicemia, ma nessuno deve ingerire più di 2.300 mg al giorno.

Elenco degli ingredienti: sono elencati in forma decrescente. Pertanto, il primo menzionato sarà quello presente in misura maggiore.

Valori percentuali giornalieri (% DV): a destra dell'etichetta troveremo questi valori. Ci dice la quantità di ciascun nutriente che ogni porzione del cibo in questione contribuisce al giorno in base a una dieta da 2.000 calorie.

Carboidrati netti: questo è un valore che gli attuali produttori di alimenti hanno iniziato a includere. Questa è la quantità di carboidrati dopo aver sottratto alcoli di zucchero e grammi di fibre. Non è un valore accettato dalle organizzazioni alimentari e diabetiche perché non è accurato

Cibi consigliati

Poiché una persona con diabete beneficia di alimenti con calcio, fibre, potassio, vitamine A, C ed E e magnesio, gli alimenti più consigliati sono:

- Agrumi
- Patata dolce
- Verdure a foglia verde
- Bacche
- Menestras (è preferibile che siano naturali, ma se sono in scatola, devi solo drenarli e lavarli bene)
- Pesce con omega 3
- Cereali integrali (germe e crusca)
- Pomodoro
- Noci
- Latte scremato
- Yogurt scremato

Preparazioni e quantità più raccomandate

I migliori piatti per diabetici sono: grigliati, bolliti, al vapore e al forno. È meglio che nessuna cottura sia molto lunga, poiché ciò favorisce un maggiore assorbimento di carboidrati. Il modo migliore per progettare un piatto alimentare per diabetici è:

- 1/2 piatto di verdure senza amido (spinaci, bietole, carote)
- 1/4 piatto di proteine (legumi, carne magra, tonno)
- 1/4 piatto di cereali integrali o cibi ricchi di amido (riso)
- Dessert: un'unità di frutta o una porzione di latte

Si consiglia di mangiare la stessa quantità di carboidrati ogni giorno.

Esempi di menu

Prima colazione

- 1 bicchiere di latte
- Mezza tazza di farina d'avena
- 1 unità di frutta

Pranzo

- 1 tazza di legumi
- 1 porzione di insalata
- 1 unità di frutta o un caseificio

Picnic

- 2 fette di pane
- 1 bicchiere di succo naturale

Cena

- 1 patata bollita
- 200 grammi di spinaci
- 5 cucchiai di riso

Ricette culinarie attraenti e salutari

Insalata al vapore calda o fredda:

- 2 carote
- 1 guscio di zucchine
- Guscio di 1 melanzana
- 1/2 cipolla

La cipolla viene tagliata a julienne o brunoise, saltata in un cucchiaio di olio altoleico. Si aggiungono le carote tagliate a fettine sottili. Coprire e lasciare sudare. Gli altri ingredienti vengono aggiunti, conditi a piacere, coperti e lasciati completare la cottura. Può essere consumato da freddo a caldo.

Pomodori Ripieni Al Forno

- 4 pomodori grandi
- 4 patate
- 1 lattina di tonno
- 1 cipolla piccola

Soffriggere la cipolla in un cucchiaio di olio altoleico. Lessare le patate e la purea. Sbucciare e coppare i pomodori. Mescolare le purè di patate con il tonno e la cipolla. Riempi i pomodori e cuoci 20 minuti in forno a 180 °C.

Capitolo 9

Vitamine e minerali

Tutte le vitamine e i minerali sono utili per le persone con diabete, ma ci concentreremo sull'elenco di quelli che, oltre a nutrirsi, riducono il livello di glucosio nel sangue, sia perché riducono il grasso corporeo, perché riducono la presenza di glucosio nel sangue, perché Forniscono energia che altrimenti dovremmo ottenere dai carboidrati o perché stimolano la produzione di insulina:

- Vitamina B
- Vitamina C
- Vitamina D
- Vitamina E
- Magnesio
- Zinco

Alimenti ricchi di vitamine e minerali

- Noci
- Cereali
- Formaggio
- Ostriche
- Agrumi
- Derivati del grano
- Semi crudi o germogliati
- Lievito di birra
- Funghi
- Latte

- Verdure
- Aragosta
- Pesce
- Verdure a foglia verde
- Tè
- Latte cacao
- Sedano
- Broccoli
- Asparagi
- Pomodori
- Zucchine
- Cereali integrali
- Frutti di mare
- Riso integrale
- Semi di girasole
- Uova

Capitolo 10

Piante medicinali

Le piante possono usare medicinali per prevenire le malattie autoimmuni, ridurre e controllare il glucosio e aumentare la sensibilità all'insulina. La medicina tradizionale cinese e l'ayurveda indiana hanno usato il potere curativo delle piante per combattere le malattie senza pregiudizio degli effetti collaterali, nonché con il vantaggio di ottenere molteplici benefici per l'organismo. Ad esempio, la cannella aiuta a ridurre la glicemia ed è anche estremamente efficace nell'aumentare le difese dell'organismo.

Piante benefiche per diabetici:

- **Tè verde:** grazie alla sua sostanza chiamata epigallocatechina gallato, questa erba stimola la produzione di insulina. Poiché la presenza dei componenti benefici non è troppo elevata, per avere effetto, è necessario assumere tra uno e due litri al giorno di tè verde.

- **Ginseng:** dovrebbe essere consumato come estratto. Il suo effetto è di aumentare la sensibilità all'insulina, di cui l'organismo sfrutta in modo più efficiente.

- **Foglie di guarumbo:** il suo effetto è simile a quello della metformina del farmaco, che viene utilizzato per controllare il diabete di tipo 2 a causa del suo effetto di riduzione della glicemia.

- **Zenzero:** questa radice ha effetti favolosi per il sistema digestivo. A sua volta, combatte il diabete di tipo 2 riducendo la presenza di glucosio nel sangue. La dose raccomandata è mezzo cucchiaino di polvere a digiuno. Anche l'infuso di zenzero naturale è molto utile.

- **Fieno greco:** riduce la presenza di glucosio nel sangue e stimola la produzione di insulina.

- **Eucalipto:** un'infusione di eucalipto provoca un calo dei livelli di glucosio nel sangue. La foglia di questo albero ha il potere di aiutare nel processo di glicogenogenesi, che implica la conservazione del glucosio da parte del corpo in modo che non rimanga nel sangue e danneggi gli organi e i nervi, ma viene rilasciato secondo la richiesta dell'organismo.

- **Foglie di mirtillo:** sono dotate di un componente chiamato mirtilina, che ha la stessa funzione dell'insulina: far assorbire il glucosio dalle cellule.

- **Berberina:** questa pianta svolge le quattro funzioni che aiutano a controllare il diabete. Innanzitutto, induce il fegato a produrre meno glucosio; Migliora anche la sensibilità all'insulina e, quindi, stimola l'assorbimento del glucosio e alla fine riduce i livelli di zucchero nel sangue.

- **Cannella:** aiuta a metabolizzare il glucosio e ci aiuta a produrre insulina. Dovrebbe essere consumato in quantità molto moderate, poiché è molto forte. È un ottimo condimento per dessert e infusi.

- **Curry nero:** questa è un'erba potente con proprietà in grado di proteggere il sistema cardiovascolare e il fegato. La cosa sorprendente è che se consumato solo in piccole quantità durante i pasti, il livello di zucchero nel sangue può essere ridotto della metà.

- **Curcuma:** oltre ad essere deliziosa e proteggere le articolazioni e il cuore, la curcumina presente in questa spezia la rende un'arma potente contro la presenza di glucosio nel sangue. Si consiglia un pizzico al giorno, sia ai pasti che come complemento di altre infusioni.

- **Wereke:** la parte utilizzabile è la radice di questa pianta. Il suo effetto è di ridurre i livelli di zucchero nel sangue.

- **Wild Gymnema:** l'acido ginnico che lo compone stimola la produzione di insulina da parte del pancreas.

- **Pelle dell'uva:** la procianidina presente in essa fa sì che l'organismo metabolizzi correttamente il glucosio. A parte questo, stimola il pancreas.

Capitolo 11

Prodotti per diabetici approvati

Le gondole del supermercato non devono essere un luogo proibito per i diabetici. Le associazioni e federazioni per diabetici situate in diversi paesi hanno approvato il consumo di determinati prodotti. Di seguito, troverai una raccolta di questi:

Splenda: è un dolcificante che consente di ridurre i carboidrati dallo zucchero, poiché è fatto con sucralosio. Viene in varie presentazioni, che sono adattate all'uso che si desidera dare loro: che può variare dall'addolcire un drink alla preparazione di un dessert. C'è un'opzione naturale al 100% chiamata Splenda Naturals Stevia.

Olio oleico: 100% naturale e ottenuto da semi di cartamo. È ideale per integrare i pasti senza rischi per la salute.

Gelatine D'Gari: la versione per diabetici è leggera. Esiste anche una linea di liquidi per diabetici della stessa marca.

Sweet Life: sono dolci lecca lecca dai sapori più vari. Puoi trovare versioni cremose o acquose. Tra i suoi sapori spiccano miele-limone, anguria con peperoncino, ciliegia, mandarino e mango con ananas.

Stevia: la tua porzione ha solo 3,7 calorie. Usa i glicosidi steviolici per addolcire senza aumentare la glicemia.

Salmas: sono perfetti per uno spuntino sano, poiché sono toast di mais tostato senza grassi o colesterolo.

Marmellate McCormick: l'etichetta dovrebbe dire senza zucchero. Si presenta nei sapori di fragola e frutti rossi. È un'opzione eccellente, sia per i suoi benefici per la salute sia per il gusto e la consistenza. Ha pezzi di frutta per mantenere il formato tradizionale.

Sevillanas: sono wafer, lecca lecca e glorie addolciti con isomalto, un polialcolo che non influenza i livelli di zucchero nel sangue.

Non preoccuparti: sono meringhe senza zucchero e senza grassi. Come dice il nome: non c'è nulla di cui preoccuparsi. La presentazione sandwich è pratica e facile da portare ovunque.

Chocolate Larín: il cioccolato ha molteplici benefici per la salute se consumato moderatamente. Ecco perché Nestlé ha lanciato il suo Larín senza zucchero in modo che i diabetici non siano lontani dall'essere buoni e deliziosi.

Carlos V: ancora una volta Nestlé propone una versione senza zucchero di un classico. Questo cioccolato è addolcito con isomalto, un ingrediente che viene dalle barbabietole.

Pane Bimbo: le versioni per diabetici sono zero. Possiamo trovarlo naturale o tostato e contiene zuccheri grassi o aggregati allo 0%.

Jelly Prema: dobbiamo ricorrere alla versione senza zucchero e le opzioni che troveremo sono due: per l'acqua e per il latte.

Chanty Wip Chantyly: la versione senza zucchero di questo classico ti consente di godere di un insostituibile complemento a dessert come la panna montata. È importante notare che non ha zucchero, il che non significa che non contenga grassi o colesterolo. Pertanto, il suo consumo dovrebbe essere moderato e distanziato. Il vantaggio è che mantiene il sapore originale del prodotto.

Vitalínea de Danone: è una linea di yogurt alla greca. Dovremmo cercare la sua versione senza zucchero, che offre yogurt solidi e bevibili.

Capitolo 12

Terapie alternative nella gestione Del diabete

Oltre a seguire un trattamento con il nostro medico di famiglia, abbiamo la possibilità di ricorrere a terapie alternative nella prevenzione e nel controllo del diabete. Attaccando il diabete, queste terapie controllano e prevengono anche le conseguenze e le malattie associate al diabete.

Terapie alternative

Trattamento basato su piante medicinali: come abbiamo visto nei capitoli precedenti, il consumo di determinate erbe, radici e spezie può essere di grande aiuto nel controllo del diabete. Questo è un modo semplice e casalingo di affrontare questa malattia, dal momento che non ha praticamente controindicazioni o contrasti con i trattamenti di medicina tradizionale.

Omeopatia: in base al principio di somiglianza, i farmaci omeopatici agiscono curando i sintomi di una certa malattia nelle persone. Questa terapia alternativa utilizza sostanze che si dissolvono in acqua o alcool. La particolarità del metodo è che afferma di essere in grado di causare sintomi nelle persone sane, quindi afferma di essere in grado di eliminarli in coloro che soffrono veramente della malattia.

Ozonoterapia: oltre a beneficiare in termini di controllo del diabete, l'uso dell'ozono porta molteplici vantaggi al sistema cellulare, poiché ne migliora la funzione. Consiste nell'applicare l'ozono al paziente attraverso oli, creme, cappuccio di vetro, busta di plastica o anche iniezioni. Migliorando il funzionamento ottimale delle cellule, le aiuta ad assorbire il glucosio presente nel sangue. È controindicato nei casi di pazienti che hanno subito attacchi di cuore, che sono allergici all'ozono e nelle donne in gravidanza.

Agopuntura: aiuta ad alleviare i sintomi del diabete e migliora la funzione metabolica in modo che la malattia non progredisca e nemmeno si allontani. L'agopuntura fa parte della medicina tradizionale di Cina e Giappone. Consiste nell'introdurre aghi piccoli e molto sottili a livello sottocutaneo in aree strategiche del corpo che attivano la cura di alcune malattie.

Fiori di Bach: questa terapia si basa sulla ricerca delle cause emotive e psicologiche delle malattie. Afferma che coloro che soffrono di diabete soffrono di una profonda amarezza e che vivono con il pensiero di ciò che avrebbe potuto essere, ma che la vita li ha portati via. Pertanto, offre cure che regolano le emozioni della persona in modo che smettano di influenzare negativamente sul pancreas. I preparati che raccomanda per il diabete sono: Cherry Plum, Holly, Crab Apple, Mustard, Honey suckle e Star of Bethlehem.

Tutte queste terapie possono essere utilizzate per combattere, oltre al diabete, le malattie che sono comparse a causa di esso. In ogni caso, il terapeuta deve essere consultato per adattare il trattamento o completarlo nel modo più appropriato.

Gruppi di auto-aiuto per le persone con diabete

È comune che una persona con una malattia si senta sola nel mondo. Ecco perché i gruppi di auto-aiuto sono così importanti per ottenere il supporto emotivo necessario. Il semplice fatto di incontrare persone che soffrono come una persona e di poter parlare con loro è una terapia in sé. I gruppi di auto-aiuto possono essere faccia a faccia e, grazie alla tecnologia, possiamo anche trovarli virtualmente.

Ogni paese ha i suoi gruppi di supporto. L'importante è determinare il momento giusto per contattarti e iniziare a partecipare. Naturalmente, ogni paziente è un mondo ed è meglio prendere questa decisione supportata dalla sua famiglia e dal suo gruppo di amici. Tuttavia, in termini generali, la raccomandazione è di attendere un periodo di tempo tra la diagnosi della malattia e quando andare a un gruppo di aiuto. Il primo passo è quello di assimilare che dovremo iniziare a convivere con la malattia. Una volta che le informazioni si sono sistemate nella nostra mente, è tempo di entrare in contatto con un gruppo di supporto che ci fa sentire accompagnati in questa nuova fase della nostra vita, che richiederà cambiamenti sostanziali nelle abitudini della vita a cui eravamo abituati.

I migliori siti Web che supportano il paziente con diabete, sia con consigli che con articoli attuali, sono:
- Federazione dei diabetici spagnoli (FEDE)
- Canale del diabete
- Centro per l'innovazione del diabete infantile (CIDI)
- Famiglie con diabete
- Le persone che vivono con il diabete

Educazione terapeutica al diabete

Nota per il suo acronimo ETD, l'educazione terapeutica del diabete fa parte della cura dei pazienti. Ciò che intende è rendere la persona consapevole dell'importanza di prendersi cura di se stessi. Ecco perché coinvolge anche la famiglia nella dinamica delle pratiche volte a raggiungere l'autocontrollo per ottenere cambiamenti nelle abitudini e nel comportamento. L'idea è quella di instillare nel paziente e nei suoi atteggiamenti familiari che modellano lo stile di vita in modo che sia amico della malattia.

Argomento II. Obesità

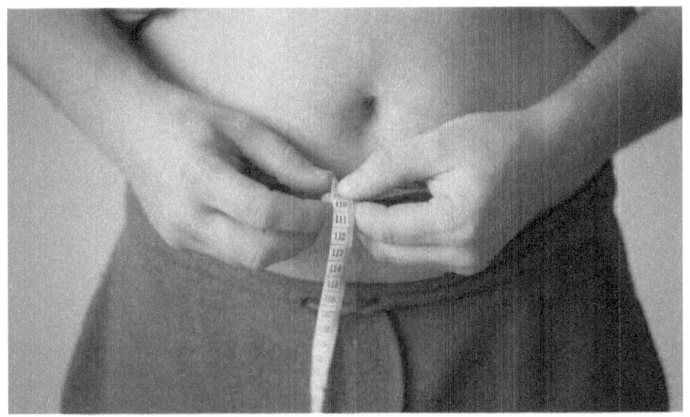

Capitolo 1

Concetto

L'obesità è una malattia cronica che nella maggior parte dei casi può essere prevenuta ed eliminata. È l'accumulo in eccesso di tessuti adiposi che segna la sua presenza. Sebbene il tessuto adiposo svolga un ruolo fondamentale nella salute, poiché è qui che viene immagazzinata l'energia, quando cresce eccessivamente, non solo danneggia la nostra estetica, ma compromette anche la nostra salute, poiché l'obesità occupa il quinto posto tra le malattie che comportano il rischio di morte in tutto il mondo. L'obesità può essere classificata in base all'indice di massa corporea.

Tipi di obesità secondo BMI

L'indice di massa corporea (BMI) è un indicatore che determina il tipo di obesità subita. Otteniamo l'IMC trovando il quoziente tra il peso della persona e la sua altezza al quadrato.

Ad esempio, se prendiamo in considerazione una persona che misura 1,75 metri e pesa 80 chili, il conto che dobbiamo fare è:

$$80 \text{ kg} \div (1,70) 2 \text{ m} = 28 \text{ BMI kg} / \text{m}$$

Secondo l'IMC, i tipi di obesità sono i seguenti:

IMC
Peso normale: 18,5 - 24,9
Sovrappeso: 25-29
Grado 1: 30 - 34
Grado 2: 35 - 39.9

Grado 3: 40 - 49.9
Grado 4: più di 50

È dal grado 1 incluso che è considerato l'obesità ed è qui che il problema diventa pericoloso.

Android contro l'obesità ginecoidea

Un altro modo per dividere l'obesità è in base alla distribuzione del grasso o del tessuto adiposo. In questo caso, evidenziamo l'obesità Android e ginecoid.

Obesità Android: poiché il grasso si accumula nell'area addominale, sul torace e sul viso, conferisce alla persona un aspetto mela. Questo è il tipo di obesità che può indicare il diabete e tende a generare malattie cardiovascolari.

Obesità ginecoidea: il grasso si accumula eccessivamente nelle cosce e nei fianchi. Le donne hanno maggiori probabilità di svilupparlo e di solito portano a vene varicose o osteoartrosi del ginocchio.

Capitolo 2

Cause più frequenti

L'obesità può essere dovuta a una serie di cause che variano dalla genetica alle malattie. In termini generali, le cause più comuni di questa malattia sono:

Eredità: i geni predispongono all'obesità, ma non sono determinanti. Se uno dei genitori è obeso, la persona ha una probabilità del 50% di esserlo, mentre se entrambi lo sono, aumentano all'80%. Come vediamo, la possibilità è e in larga misura. Tuttavia, la possibilità di rifiutare di soffrirne e di fare tutto il possibile per evitare questo percorso è sempre nelle nostre mani. In caso di genetica, l'obesità è presente se seguiamo una dieta ricca di zuccheri e grassi saturi e se non pratichiamo l'esercizio fisico. Il ruolo dei geni determina il livello di appetito della persona, la quantità e le dimensioni delle cellule adipose, la distribuzione del tessuto adiposo e il grado di combustione delle calorie. Cioè, il metabolismo è condizionato dalla genetica, ma il metabolismo non è tutto in termini di obesità. Indica solo che dovremo fare uno sforzo maggiore per rimanere entro un peso salutare per noi.

Abitudini della vita: le abitudini alimentari e l'esercizio fisico sono decisivi nella questione dell'obesità. Evitare questa malattia dipende in gran parte dal rimanere attivi e dal mangiare cibi che, lungi dal generare tessuto adiposo, agiscono assorbendo i grassi ed eliminandoli dal corpo.

Farmaci: all'interno degli effetti collaterali dei farmaci, troviamo che alcuni di essi generano obesità. Le cause per cui alcuni farmaci ci fanno ingrassare è perché alcuni alterano il metabolismo, altri aumentano l'appetito, altri semplicemente aumentano il grasso corporeo e altri producono ritenzione idrica. Quelli che ci fanno ingrassare sono antidepressivi, beta-bloccanti (combattono l'ipertensione e problemi cardiaci), steroidi e antipsicotici.

Cause endocrine: il tessuto adiposo dipende in gran parte dalla secrezione ormonale, quindi alcuni disturbi del sistema endocrino causano l'obesità. Tra i più comuni ci sono l'iperinsulinemia (insulina nel sangue più adeguata) e l'aumento della secrezione di leptina (l'ormone della sazietà).

Altre cause endocrine che causano l'obesità e che meritano una menzione separata sono:

Insulino-resistenza: è l'incapacità dell'insulina presente nel sangue di adempiere alla sua funzione di mantenere lo zucchero nel sangue entro determinati livelli.

Ovaie policistiche: fino al 60% delle donne affette da sindrome dell'ovaio policistico (PCOS) soffre di obesità. Questa sindrome impedisce il rilascio dell'ovulo maturo nelle tube di Falloppio, quindi si accumulano nelle ovaie generando infiniti disturbi

Ipotiroidismo: si verifica quando la tiroide non secerne una quantità sufficiente di T4 e T3, ormoni responsabili di varie funzioni del corpo, tra cui il metabolismo del cibo per il corretto consumo di grassi.

Cushing: la sindrome di Cushing si verifica quando il corpo produce troppo cortisolo, l'ormone dello stress, per periodi molto lunghi. Può accadere perché la persona soffre di stress emotivo o psicologico, nonché a causa dell'assunzione di farmaci corticosteroidi.

Ipogonadismo: è quando gli uomini non producono abbastanza testosterone. Questa carenza può verificarsi nella fase fetale, prima dell'inizio della pubertà o nella fase adulta.

Gigantismo: a causa dell'eccessiva presenza dell'ormone della crescita (GH), il corpo cresce eccessivamente.

Acromegalia: è quando l'ormone della crescita (GH) viene secreto in quantità eccessive. La forma più comune di manifestazione di questa malattia è la crescita esagerata di mani e piedi. La differenza con il gigantismo è che nell'acromegalia, le ossa lunghe non possono più crescere a causa di un difetto nei tessuti che le formano.

Capitolo 3

Sintomi più comuni

In alcuni casi, a causa della conformazione del corpo, può essere difficile rendersi conto se abbiamo superato il limite di sovrappeso e siamo dalla parte dell'obesità. Se non abbiamo eseguito il calcolo del nostro indice di massa corporea e riscontriamo costantemente almeno due di questi sintomi, è un buon momento per farlo.

Aumento di peso: è il primo sintomo. È l'indicatore che l'obesità sta arrivando. Lo notiamo nel modo in cui gli abiti si adattano e, ovviamente, attraverso l'equilibrio.

Acanthosis nigricans: è l'ispessimento e l'oscuramento della pelle nelle aree delle articolazioni o delle pieghe, come gomiti, ginocchia, collo, nocche e ascelle.

Smagliature: quando c'è un tratto brusco nella pelle, sulla pelle si generano piccoli solchi che possono essere più chiari o più scuri del tono della pelle. Il loro aspetto può essere angosciante per la persona, ma non sono dannosi o dolorosi.

Disturbi mestruali: l'amenorrea è la più comune per questa causa, che consiste nell'assenza di cicli mestruali per periodi prolungati.

Dolore al ginocchio: a causa del peso, l'articolazione del ginocchio soffre e alla fine inizia a disturbare e ferire.

Altri sintomi dell'obesità

- Sudorazione eccessiva
- Difficoltà a dormire
- Propensione alle infezioni
- Dolore alla schiena e alle articolazioni
- Depressione
- Stanchezza
- Intolleranza al calore
- Mancanza di respiro

Capitolo 4

Condizioni associate

Il corpo umano è una grande rete interconnessa. Se succede qualcosa in una parte di esso, molti altri ne sono interessati. Nel caso dell'obesità, questo può portare con sé le malattie e le conseguenze che sono descritte di seguito:

Ipertensione: i motivi per cui l'obesità genera ipertensione è che aumenta la ritenzione di sodio nel corpo, che porta alla ritenzione di liquidi. D'altra parte, il cuore deve lavorare di più per pompare la stessa quantità di sangue.

Intestino irritabile: è un disturbo digestivo i cui sintomi sono passati dalla costipazione alla diarrea senza causa apparente. A sua volta, l'addome si gonfia e si allarga, generando dolore persistente.

Reflusso gastroesofageo: si verifica perché lo sfintere esofageo perde forza a causa della pressione all'interno dell'addome

Insufficienza renale: l'aumento della massa corporea aumenta il rischio di malattie renali croniche. L'organismo esegue una filtrazione più intensa per compensare la domanda metabolica, quindi nel tempo ciò può portare a malattie renali.

Litiasi renale e vescicolare: il più alto indice di massa corporea nelle persone porta allo sviluppo di litiasi renale. Quasi il 60% delle persone con calcoli renali o vescicali sono obesi.

Malattia coronarica: l'aumento di peso a livelli più alti del normale riduce la fibrinolisi, che aum

Diabete: l'obesità genera insulino-resistenza, una condizione fisica che porta al diabete perché il corpo non può usare l'insulina, facendo sì che lo zucchero rimanga nel sangue senza essere assorbito.

Colesterolo alto: la presenza di un alto tasso di colesterolo cattivo nel sangue è un rischio gestito dallo stile di vita sedentario. Non è l'obesità in sé a generarlo, ma la mancanza di esercizio fisico a causa dello sforzo richiesto quando si soffre di obesità.

A sua volta, l'obesità aumenta le probabilità di ammalarsi di cancro del 50% e può anche generare malattie psicologiche, come depressione e ansia.

Capitolo 5

Urto

Steatosi epatica: la steatosi epatica, o fegato grasso, è una malattia che porta il fegato ad accumulare grasso. Una delle sue principali cause è l'eccessiva assunzione di alcol. Tuttavia, è possibile che si verifichi anche a causa di una cattiva alimentazione che porta anche all'obesità. È prevenuto e controllato mangiando cibi con acidi grassi omega 3, come il pesce azzurro. È necessario tenere sotto controllo i livelli di colesterolo, fare esercizio aerobico ed essere molto attenti alle diete, poiché la perdita di oltre 4 chili al mese potrebbe aggravare questa condizione.

Sindrome metabolica: è causata dall'accumulo di zucchero nel sangue, che impedisce la perdita di peso. È caratterizzato dall'accumulo di tessuto adiposo intorno alla vita. È prevenuto e controllato da una dieta a base di frutta e verdura, proteine magre e cereali integrali. Idealmente, sradicare il sale aggiunto durante i pasti ed è essenziale non consumare grassi saturi. L'esercizio aerobico dovrebbe essere quotidiano e un minimo di trenta minuti al giorno. Non dovresti fumare.

Iperuricemia: è l'eccesso di acido urico nel sangue. Viene prevenuto e controllato riducendo il consumo di carne rossa e fegato, lievito di birra, cioccolato e cibi in scatola. È essenziale bere almeno due litri di acqua nel sangue, poiché le purine responsabili dell'acido urico vengono eliminate nelle urine.

Acrocordoni: sono piccoli tumori che si formano in luoghi in cui la pelle ha pieghe e si verifica attrito. Sono spesso confusi con le verruche. La prevenzione di questo problema consiste proprio nel perdere peso, poiché è così che la pelle si sfrega di meno. Possono essere mitigati e persino sparire con aceto di mele, olio di ricino o succo d'ananas. Dobbiamo solo scegliere uno di questi tre componenti e applicarlo tre volte al giorno fino a quando non scompare o minimizza.

Osteoartrosi: quando si perde la cartilagine articolare che protegge le articolazioni tra le ossa, iniziano a sfregarsi l'una contro l'altra e si logorano, causando dolore, deformazione delle articolazioni e perdita del raggio di movimento. Mantenere un peso corporeo adeguato è uno dei modi migliori per prevenirlo, oltre a educare te stesso sulle posture quando si cammina o si riposa. Quando fa male, l'applicazione di una fonte di calore allevia il disagio, mentre se si infiamma, è conveniente applicare un impacco di ghiaccio.

Capitolo 6

Trattamenti

Il trattamento convenzionale per l'obesità si basa su tre fasi iniziali che sono cambiamenti dietetici per ridurre l'apporto calorico, l'esercizio fisico aerobico e anaerobico su base regolare per aumentare il dispendio energetico e cambiamenti comportamentali per controllare comportamenti alimentari inappropriati come compulsivo.

Farmaci e interventi chirurgici fanno parte del trattamento contro l'obesità in background. Devono sempre essere prescritti da un medico specialista che valuta le indicazioni e le controindicazioni del farmaco in base al paziente e alle comorbilità presentate.

Farmaci

I farmaci per il trattamento dell'obesità sono indicati in ogni persona con BMI superiore a 30 kg / m2, cioè con obesità di tipo I o sovrappeso (BMI> 27 kg / m2) che hanno comorbilità associate all'obesità (diabete, ipertensione, dislipidemie, per esempio) e che non hanno risposto alle misure iniziali di dieta, esercizi e cambiamenti nel comportamento avendoli incontrati esattamente.
Il meccanismo d'azione con cui agiscono questi farmaci può essere di due tipi:

(1) Inibiscono l'appetito, ovvero sono farmaci anoressigenici; o

(2) Riducono l'assorbimento di carboidrati e grassi attraverso l'inibizione delle proteine enzimatiche dell'intestino che aiutano a incorporare il cibo nel corpo (lipasi pancreatiche).

Quando iniziano ad adottare le misure della dieta e dell'esercizio fisico nella riduzione del peso, il metabolismo interno del corpo resiste a tale cambiamento, apportando una serie di adattamenti fisiologici che cercano di frenare la riduzione del peso, ad esempio un aumento dell'appetito. Ecco perché molte volte il peso che si perde tende a recuperare. A questo punto i farmaci agiscono, diminuiscono l'azione di questi meccanismi fisiologici del nostro corpo che resistono alla perdita di peso, in modo che la dieta e l'esercizio siano efficaci e che i cambiamenti vengano mantenuti a lungo termine.

Si dice che la terapia farmacologica sia stata efficace se in un periodo di 12 settimane dopo l'uso combinato con dieta ed esercizio fisico, il 5% del peso corporeo è stato perso. Se questo obiettivo non è stato raggiunto, è necessario rivedere l'aderenza al trattamento in quanto è possibile che alcuni stadi non vengano raggiunti esattamente.

Una domanda che viene sempre posta è: è necessario assumere farmaci? La risposta dipende molto dalla situazione clinica della persona. I farmaci non hanno alcun effetto diretto sulla perdita di peso, tutto ciò che fanno è aiutare a mantenere i cambiamenti metabolici che si generano con la dieta e l'esercizio fisico, cioè senza questi cambiamenti nello stile di vita i farmaci non Non svolgono alcuna funzione, quindi dieta ed esercizio fisico sono i pilastri del trattamento dell'obesità. Alcuni farmaci per il trattamento dell'obesità sono:

Derivati delle anfetamine (fentermina, dietilpropione): hanno un'azione sul sistema nervoso centrale per ridurre l'appetito. Sono raccomandati per brevi periodi di solito 12 settimane.

Orlistat: questo è uno dei più utilizzati. Blocca l'azione della lipasi gastro-pancreatica per prevenire l'assorbimento dei grassi nell'intestino. Può essere utilizzato per periodi più lunghi, fino a 1 anno.

Topiramato: è un farmaco per il trattamento dell'epilessia che agisce anche sull'inibizione dell'appetito a livello centrale. Può essere usato a lungo.

Bupropione: è un medicinale con funzione antidepressiva utilizzato anche per trattare la dipendenza da tabacco e ridurre l'appetito. Può essere usato a lungo.

La scelta del farmaco sarà effettuata dallo specialista tenendo conto del paziente e delle sue malattie associate. I principali effetti avversi di questi farmaci sono nausea, diarrea, costipazione, secchezza delle fauci, palpitazioni e ipertensione, oltre a non essere indicati nei bambini o nelle donne in gravidanza.

Interventi Chirurgici

Ci sono interventi chirurgici progettati per rimuovere l'eccesso di tessuto adiposo e modificare l'appetito in modo da mangiare meno cibo.

Bariatrico: il più comune è il baipás gastrico. Consiste in una combinazione di chirurgia restrittiva, finalizzata a ridurre le dimensioni dello stomaco con una fascia elastica, e di chirurgia malassortiva, la cui funzione è quella di far sì che il cibo raggiunga più velocemente l'intestino tenue in modo che venga assorbito con maggiore velocità, quindi Accelera il metabolismo. Questo intervento non solo elimina l'obesità, ma anche i rischi di sviluppare malattie da esso derivate.

La chirurgia bariatrica viene eseguita quando nessuna dieta, esercizio fisico e trattamento farmacologico hanno funzionato, quindi c'è un pericolo di vita a causa di complicanze associate all'obesità.

I possibili effetti collaterali della chirurgia bariatrica sono vomito, calcoli biliari, diarrea, aumento dei gas, sudorazione eccessiva, carenze nutrizionali e vertigini.

Estetica: i più comuni sono l'addominoplastica (nell'addome), la mammoplastica (nel seno), nelle braccia e nelle cosce. Questi interventi chirurgici non sono raccomandati per trattare l'obesità, poiché senza adeguati cambiamenti nello stile di vita, viene recuperato l'eccesso di peso. Il modo per renderlo più efficace è perdere peso ed esercitare allo stesso tempo, in quanto ciò impedisce che il rilassamento sia praticamente irreversibile. Ciò che fanno questi interventi chirurgici è rimuovere la pelle in eccesso a causa dello stiramento causato dall'obesità.

Liposcultura: è una procedura che consente la rimozione del grasso in eccesso nelle aree localizzate. Si consiglia di farlo dopo aver raggiunto un peso ideale, poiché è lì quando si apprezza il tessuto adiposo più riluttante a partire. L'area da trattare è anestetizzata e viene introdotta una cannula per iniettare liquido tumescente, che rilascia il grasso. Con l'aiuto di un'altra cannula, quel grasso viene aspirato. Le più importanti sono le aspettative con cui arriviamo all'operazione, dal momento che non promettono il corpo perfetto, ma il miglioramento della silhouette. Gli effetti collaterali sono principalmente transitori, poiché hanno a che fare con gonfiore, dolore, scolorimento e lividi della pelle. Poiché questo intervento non allunga completamente la pelle, è controindicato per i pazienti con una pelle in sovrappeso marcata o molto invecchiata.

Capitolo 7

Attività fisica

Possibilità di mobilità e complicanze

Una delle soluzioni per essere in sovrappeso è l'esercizio. Tuttavia, le possibilità di mobilità rappresentano un problema quando si soffre questa malattia. Pertanto, dobbiamo tenere presente che le gamme di movimento e gli esercizi non sono gli stessi per le persone con peso normale.

L'obiettivo da tenere sempre presente è ridurre l'indice di massa corporea per perdere peso. Tuttavia, gli esercizi dovrebbero essere progettati per le persone con mobilità ridotta.

La parte posteriore è un punto debole per le persone obese, quindi sarà necessario migliorare il tono muscolare nell'area e contrastare il lavoro della parte addominale, compresi gli obliqui. Sebbene l'esercizio aerobico sia essenziale, deve essere integrato con routine di resistenza, elasticità e flessibilità.

Complicanze e malattie

Le complicanze associate all'esercizio fisico durante l'obesità sono correlate a lesioni muscolari, articolari e del sistema cardiovascolare.

Non dovremmo forzare al massimo il nostro cuore, poiché potrebbe essere pericoloso. Ecco perché dobbiamo esercitare in modo moderato e costante. Quando aggiungiamo peso alle nostre routine di resistenza, dobbiamo farlo molto gradualmente e moderatamente. Infine, il riscaldamento e l'allungamento sono essenziali per evitare lesioni.

Routine aerobiche

Ognuno di questi esercizi aerobici dovrebbe essere eseguito ogni giorno per un periodo minimo di venticinque minuti ininterrotti.

Tapis roulant

Marzo simulando una passeggiata sul pavimento, ma alzando le ginocchia il più possibile

Sollevare il ginocchio fino al gomito opposto. Si ripetono dieci volte per ogni lato e vengono fatti venti sostituti.

Classe aerobica moderata con coreografia

Estendi le braccia incrociate e solleva il ginocchio destro verso il gomito destro e la sinistra verso sinistra.

Routine di resistenza

Vengono eseguiti dopo un'entrata nel calore articolare e cardiovascolare di almeno cinque minuti

Squat con rotazione delle spalle: si tratta di mettere i piedi un po 'più divaricati rispetto alla larghezza delle spalle e muoversi all'indietro come se volessimo sederci. Quando torniamo, portiamo le braccia flesse all'altezza del torace e ruotiamo il tronco di lato. Nel prossimo squat lo passiamo all'altro. Ripetiamo trenta volte.

Canottaggio: con i piedi leggermente divaricati, portiamo il busto a 45° rispetto al pavimento, allunghiamo le braccia in avanti, ciascuna con un manubrio di 3 chili, posizioniamo i palmi verso l'alto e riportiamo i gomiti indietro e restituiamo le braccia estese in avanti. Facciamo tre serie di venti ripetizioni.

Ferro laterale: siamo appoggiati a un tavolo solido che sostiene l'avambraccio e tiene il corpo in linea retta, ma inclinato verso il tavolo.

Routine di elasticità

Dopo gli esercizi di resistenza, è tempo di praticare l'elasticità.

Espansione del torace: sdraiati sullo stomaco, metti le mani all'altezza delle spalle, allunga le braccia e riporta indietro il corpo. La testa dovrebbe essere diritta, non all'indietro. Tienilo premuto per venti secondi, torna sul pavimento e ripeti altre due volte.

Elasticità delle gambe: sdraiati sulla schiena, avvicina un ginocchio al petto ed estendi la gamba verso l'alto. Lascialo a 90° dal pavimento e con il ginocchio ben allungato. Ripeti con l'altra gamba. Dovresti fare 20 secondi per ogni esercizio e ripetere tre volte con ciascuna gamba.

Routine di flessibilità

Alla fine degli esercizi di resistenza, facciamo flessibilità.

Separiamo leggermente i piedi e facciamo un passo avanti con uno di essi. Solleviamo il braccio della gamba dietro e giriamo il tronco verso il lato della gamba davanti. Aspettiamo venti secondi, annulliamo e andiamo dall'altra parte.

Separiamo i piedi un po 'più della larghezza delle spalle e inclinamo il tronco lateralmente. Ci aiutiamo a vicenda portando il braccio sul lato in cui ci appoggiamo e l'altro in avanti. Una variante è quella di farlo seduto sul pavimento e con le gambe divaricate.

Capitolo 8

Misure dietetiche

Dieta ipocalorica

Una dieta ipocalorica consiste nel ridurre la quantità di calorie che consumiamo. Mentre all'inizio sembra essere la soluzione più logica e matematica all'obesità: meno calorie = indice di massa corporea inferiore, i fattori che entrano in gioco ne fanno un potenziale nemico dell'obesità.

Consumando meno calorie, ci sentiamo più freddi e il sistema circolatorio ne soffre. D'altra parte, la digestione spende meno calorie, quindi assimiliamo di più il cibo che mangiamo.

Infine, l'attività fisica si riduce istintivamente. In assenza di riserve di energia, il cervello emette l'ordine di interrompere il movimento in modo che il corpo non finisca di perdere le poche riserve che ha.

Come se ciò non bastasse, in modo che una dieta ipocalorica non danneggi il corpo, è necessario completarlo con l'aumento di proteine e lipidi, quest'ultimo essendo più dannoso delle calorie stesse.

La soluzione è ancora a dieta equilibrata e nell'esercizio quotidiano.

Diete di moda

Le diete sono destinate a essere seguite per un breve periodo di tempo: tra una settimana e un mese. L'obiettivo è dimagrire drasticamente. Tuttavia, a causa della mancanza di sostanze nutritive che presentano, diventano non vitali a lungo termine. Pertanto, è impossibile non generare l'effetto di rimbalzo dopo di loro.

Si basano su uno o pochi ingredienti le cui proprietà dimagranti sono state recentemente scoperte. L'unico caso in cui li consigliamo è quando abbiamo già una dieta fissa che seguiremo dopo di essa e finché la dieta inizia con l'esercizio fisico e questo continua indefinitamente dopo la dieta.

Non sorprende che queste diete riescano a farti perdere 15 chili in un mese, da cui puoi recuperare ancora di più, ad esempio 17 chili, tornando alla tua routine. Un altro fattore è che producono un forte cattivo umore e irritabilità per tutto ciò che siamo privati di mangiare, come il cioccolato.

Diete secondo l'indice glicemico

Le diete secondo l'indice glicemico sono quelle su cui basiamo la dieta sul cibo in base alla sua influenza sui livelli di zucchero nel sangue. Agli alimenti che contengono carboidrati viene assegnato un numero, che dipenderà da quanto è possibile aumentare la glicemia.

In breve, si tratta di una dieta che conta carboidrati e calorie per evitare di superare il limite ideale e quindi controllare la glicemia.

Gli obiettivi che puoi raggiungere attraverso questo conteggio sono di avere una dieta sana, perdere peso e prevenire il diabete.

L'indice glicemico è diviso in tre categorie:

Basso indice glicemico: da 1 a 55
Indice glicemico medio: da 56 a 69
Alto indice glicemico: da 70 in poiÍndice glucémico bajo: 1 a 55

Per quanto riguarda il cibo, questi sono suddivisi in:

Basso carico glicemico: da 1 a 10
Carico glicemico medio: da 11 a 19
Alto carico glicemico: 20 in poi

Alimenti a basso carico glicemico: verdure a foglia verde, carote crude, fagioli Rossi, Ceci e lenticchie.

Alimenti a medio carico glicemico: banane, ananas, uva passa e uva passa avena, mais e pane di segale.

Alimenti ad alto carico glicemico: patate e pane bianco

Cibi consigliati

- Cereali
- Riso integrale
- Patate
- Cibi integrali (non raffinati)
- Frutta
- Verdure e verdure
- Acqua
- Brodo magro
- Infusioni
- Succhi naturali
- Legumi
- Olio d'oliva e altoleico

Preparazioni più raccomandate

- Al forno
- Al vapore
- Bollito

- Dolcificato con dolcificanti naturali
- Saltato con olio altoleico
- Lean
- Alla griglia

In termini generali, tutti i preparati che non sono fritti, fritti o i cui ingredienti non sono stati precedentemente sgrassati sono raccomandati se richiesti dalla loro composizione.

Esempi di menu

Prima colazione

- 1 unità di frutta
- 1 tazza di cereali
- 100 grammi di formaggio magro

Pranzo

- 1 porzione di riso integrale con verdure
- 1 tazza di brodo magro
- 1 unità di frutta o una latteria senza zucchero aggiunta per dessert

Picnic

- 2 pane multicereali tostato con marmellata senza zucchero
- 1 tazza di caffè con latte senza zucchero

Cena

- 3 frittelle di broccoli al forno
- 1 porzione di insalata di carote e barbabietole crude condita con olio d'oliva e aceto
- 1 unità di frutta

Per snack, frutta, crackers di riso, formaggi magri e barrette di cereali senza zucchero. Un'unità di uno di essi o due nel caso dei cracker di riso. Nel caso del formaggio, 100 grammi.

Ricette culinarie attraenti e salutari

Tonno fresco con funghi e peperoni

- 2 filetti di tonno freschi
- 1 cipolla piccola
- ¼ di pepe di ogni colore
- 10 funghi

Soffriggere le verdure tagliate a julienne e i funghi sott'olio. Quando è pronto, aggiungi le bistecche di tonno e cuoci su entrambi i lati fino a quando non sono pronti. Puoi condire con spezie a tuo piacimento.

Hamburger di lenticchie napoletane

- 2 tazze di lenticchie cotte
- 1/1 tazza di farina di segale
- 2 feti di formaggio magro
- 2 fette di pomodoro pelato

Frullare le lenticchie ben drenate e condirle a piacere. Aggiungi la farina di segale, unisci fino ad ottenere una pasta omogenea. Portare in frigorifero per due ore. Tiralo fuori e forma due hamburger. Mettili sul ferro antiaderente senza olio. Alla fine, aggiungi una feta di formaggio a ciascuno e la fetta di pomodoro.

Come evitare i rimbalzi

Il rimbalzo sembra essere l'effetto forzato di una dieta inappropriata. Pertanto, evitarlo è una questione di non aderire a nessuna dieta di moda o quelli che promettono e rispettano, perdono più di 10 chili in una settimana.

Ciò che deve essere fatto è cambiare le abitudini di vita: mangiare sano, eliminare lo zucchero, fare esercizio fisico ogni giorno (idealmente due ore, anche se bastano trenta minuti) e bere almeno due litri di acqua al giorno. Queste abitudini ci permetteranno di perdere peso gradualmente e di mantenerlo.

Capitolo 9

Vitamine e minerali

Vitamine e minerali che non possono mancare in una dieta anti-obesità:

Parte del responsabile dell'obesità è il nostro metabolismo. Non è solo ciò che mangiamo, ma ciò che il nostro corpo fa con ciò che entra. Un metabolismo lento significa che l'assunzione di cibo più piccola viene assimilata e immagazzinata come riserva di energia.

Evitarlo è nelle nostre mani, poiché esiste un elenco di vitamine e minerali che contribuiscono al corretto funzionamento del metabolismo, quindi lo accelererà al ritmo corretto per mantenere il sovrappeso fuori dalla nostra vita.

Vitamine

- Vitamina A
- Vitamina C
- Vitamina D
- Vitamina E

Minerali

- Calcio
- Magnesio

Alimenti ricchi di vitamina A

- Latte
- Burro
- Formaggio cheddar

- Broccoli
- Patata dolce
- Carota
- Cavoli
- Spinaci
- Mango
- Damasco
- Melone
- Pollo
- Turchia
- Vitello
- Pesce

Alimenti ricchi di vitamina C.

- Arance
- Mandarini
- Pompelmi
- Limoni
- Uva
- Kiwi
- Prezzemolo
- peperoni rossi
- Broccoli
- Fragole
- Cachi
- Basilico
- Papaya

Alimenti ricchi di vitamina D

È importante prendere in considerazione che il 30% della vitamina D di cui il corpo ha bisogno proviene dal cibo, mentre il restante 70% dipende dall'esposizione al sole. Con l'esposizione di una parte di una gamba o di un braccio una volta alla settimana in periodi non sicuri, è sufficiente ottenerlo.

- Sardine
- Tonno
- Salmone
- Olio di pesce
- Latte
- Formaggio
- Yogurt
- Crema al latte
- Burro
- Germe di grano
- Funghi
- Avocado

Alimenti ricchi di vitamina E

- Legumi
- Tuorlo d'uovo
- Olio d'oliva
- Olio di semi di girasole
- Cereali integrali
- Avocado
- Papaya
- Latte
- Burro
- Noci
- Semi di Chia
- Semi di girasole
- Verdure a foglia verde
- Pesce azzurro

Alimenti ricchi di calcio

- Formaggio
- Yogurt
- Latte

- Burro
- Asparagi
- Spinaci
- Broccoli
- Bietola
- Cavolo
- Berza
- Sardine
- Salmone
- Frutti di mare

Alimenti ricchi di magnesio

- Verdure a foglia verde
- Noci
- Ciliegie
- Banane
- Legumi
- Cacao
- Cereali integrali
- Pesce

Capitolo 10

Piante medicinali

Piante medicinali benefiche

Le piante indicate per combattere l'obesità sono quelle che bruciano i grassi esistenti, promuovono un maggiore dispendio calorico, impediscono al glucosio di ingrassare e eliminano la sensazione di fame.

Bruciagrassi

- Tè verde
- Yerba mate
- Guaranà
- Caffè verde
- Finocchio
- Tarassaco
- Cicoria
- Ravanello nero

Riduttori dell'appetito

- California Poppy
- Valeriana
- Plantago
- Glucomannano
- Spirulina

Ridurre l'assorbimento degli alimenti

- Garciniacambogia

- Equiseto
- Ortica

Aumentare l'apporto calorico

- Betulla
- Cardo

Ridurre la resistenza all'insulina

- Cannella
- Gymnema selvaggio
- Glucomannano
- Ginseng

Capitolo 11

Integratori naturali

Aziende come Life hanno dedicato la propria vita alla ricerca in materia di salute. Per riflettere questo, hanno creato una serie di integratori naturali progettati per contrastare alcuni effetti dannosi che il corpo riceve. Tutti condividono una serie di ingredienti in comune quando si tratta di eliminare l'obesità. È molto importante conoscerli, quindi puoi decidere se ricorrere al supplemento o andare direttamente ai suoi componenti attivi.

Caffeina

Aumentando l'effetto cardiaco, accelera il metabolismo dalle sue basi. Ha un forte effetto ossidativo sui grassi. D'altra parte, la resistenza aumenta, qualcosa di molto benefico per le persone in un programma di esercizi progressivi.

Proteine del siero di latte

La sua azione è di aumentare la massa muscolare, che di per sé genera la perdita di grasso, poiché il muscolo si nutre di esso. Consumandolo, è probabile che aumentiamo di peso, ma stiamo cambiando grasso per i muscoli, che è salutare.

Vitamina D

Aiuta ad assorbire il calcio dal cibo e, quindi, brucia il grasso in eccesso nel corpo.

Chitosano

Ha il potere di assorbire e purificare i grassi che entrano nel nostro corpo attraverso il cibo. Pertanto, riduce la massa corporea e diminuisce il gonfiore addominale.

Acido idrossicitrico

È presente nella pianta di garciniacambogia e il suo effetto è quello di assorbire il grasso accumulato nell'addome, nel fegato e sotto la pelle.

Formati di integratori per la perdita di peso

Diuretici: attiva la funzione renale ed elimina la ritenzione idrica. Il corpo perde volume grazie alla purificazione dei liquidi immagazzinati.

Sostituti del pasto: hanno i nutrienti necessari per sostituire uno dei quattro pasti del giorno. Poiché sono progettati per sostituire i pasti leggeri, sono consigliati per il consumo come spuntino o cena.

Saziante: sono formati da fibre solubili e insolubili. Questo componente raddoppia le sue dimensioni assorbendo l'acqua presente nello stomaco e dà la sensazione di aver mangiato molto più di quanto abbiamo effettivamente consumato.

Lassativi: devi stare molto attento con questo tipo di alternativa usata per perdere peso. Il lassativo ha la sola funzione di aiutare a eliminare gli sprechi, il che non significa che si assottigli, ma si sgonfia. Se viene assunto frequentemente anche se non è necessario, ciò che si ottiene è che non consente all'intestino di assorbire i nutrienti, quindi finisce per ammalare il corpo. I lassativi non devono essere utilizzati per la perdita di peso.

Bruciatori di grasso: la sua funzione è quella di stimolare il metabolismo dei grassi, il che significa inviare un ordine al corpo per utilizzare i depositi di questo componente più rapidamente. A volte capita che il corpo non reagisca e non usi queste riserve. Ecco perché i bruciatori sono molto efficaci in questi casi.

Capitolo 12

Terapie alternative

Esistono alternative naturali al cento per cento per controllare l'obesità. Queste sono terapie che non hanno nulla a che fare con il consumo di nutrienti che contrastano l'effetto di altri nutrienti. Le terapie più conosciute al riguardo sono:

Terapie comportamentali

Si tratta di indurre uno stato di calma attraverso il controllo della respirazione, della tensione muscolare-rilassamento-pesantezza attraverso la consapevolezza di ogni muscolo e l'allenamento autogeno, che consiste nel dirigere l'energia verso ciascuna parte del corpo per raggiungere effetti di freddo, caldo, calore e pressione, tra gli altri.

Controllo dello stress

Aromaterapia: questa terapia alternativa ha molti usi. Tra questi c'è il controllo dello stress. Mescolando i giusti aromi, si può generare un rilassamento permanente per raggiungere l'armonia corpo-mente-spirito.

Terapia della risata: è una tecnica molto moderna e si basa sulle risate testate per generare spontanee. Credi nell'effetto contagioso delle risate e cerca di far esplodere attraverso le risate multiple dei partecipanti. Rilascia le tensioni e porta alla cura di malattie associate all'amarezza e allo stress.

Respirazione: è per fare ispirazioni ed esalazioni controllate a livelli più bassi di stress e tensione.

Musicoterapia: utilizzando le note indicate per ciascun caso, la musica funziona come un grande terapista. La pressione sanguigna è ridotta, i livelli ormonali sono regolati e la frequenza cardiaca è controllata.

Massaggi: mediante la corretta stimolazione delle zone strategiche, si raggiunge lo stato di adeguato rilassamento.

Terapie di rilassamento

Meditazione: attraverso tecniche di attenzione focalizzata, silenzio, postura corretta del corpo e respirazione controllata, lo stress viene canalizzato per lasciare il corpo.

Rilassamento progressivo: può essere praticato in qualsiasi momento e in qualsiasi luogo. Devi iniziare dall'alto o dal basso e continuare in ordine. Consiste nello stressare i muscoli di una parte del corpo per rilassarli immediatamente.

Biofeedback: i sensori sono posizionati nel corpo che aiutano a vedere i diversi ritmi e valori del corpo. Quando sono determinati, devi cambiare idea per modificarli a nostro favore.

Taichí: quando si lavora sull'equilibrio e la concentrazione attraverso movimenti lenti e controllati, la tensione causata dallo stress viene rimossa.

Yoga: le posture yoga forzate generano controllo del corpo e un cambiamento metabolico molto positivo. Tra i suoi effetti, è quello di eliminare lo stress.

Controllo dell'ansia

Viene effettuato con la fornitura di erbe, omeopatia o fiori di Bach. Essendo metodi naturali, dobbiamo essere pazienti e dare al corpo il tempo di iniziare a ricevere gli stimoli del trattamento e quindi eliminare l'ansia.

Controllo della depressione

Una serie di fattori esterni e interni vengono messi in gioco in modo che la depressione scompaia. Tra questi c'è il consumo di alimenti antidepressivi, come uova, noci e cioccolato; la pratica dell'esercizio e della danza su base regolare; fare attività che ci piacciono e aumentare la vita sociale.

Controllo della depressione

Una serie di fattori esterni e interni vengono messi in gioco in modo che la depressione scompaia. Tra questi c'è il **consumo di alimenti antidepressivi**, come uova, noci e cioccolato; **la pratica dell'esercizio e della danza** su base regolare; fare **attività che ci piacciono** e **aumentare la vita sociale**.

Controllo della dipendenza da carboidrati

I carboidrati non devono essere eliminati dalla dieta, in quanto sono necessari come riserva di energia. Quello che dobbiamo fare è regolare il suo consumo come segue:

- **Ridurre i carboidrati zuccherati**
- **Aggiungi grassi polinsaturi alla dieta (noci, burro di arachidi, avocado)**
- **Elimina i carboidrati amidacei dalla cena**

Controllo della compressione

Il controllo del comportamento compulsivo negli alimenti deve comprendere i seguenti professionisti:

• Psicologi
• Psichiatri
• Nutrizionisti
• Medici

Immagine del corpo

Quando si soffre di un'immagine corporea distorta, i trattamenti più efficaci per combatterla sono:

• **Terapie cognitive comportamentali**

• **Assunzione di farmaci che aumentano la serotonina**

Sala da pranzo edonistica

Riguarda la persona che cerca di deliziarsi attraverso il cibo. Non è solo dietro il cibo stesso, ma le sensazioni che provoca. D'altra parte, poiché l'edonismo è associato al benessere, è una persona che mangia per la salute attraverso il cibo. Quindi scegli quelli che sono ricchi e sani allo stesso tempo.

Argomento III. Tiroide

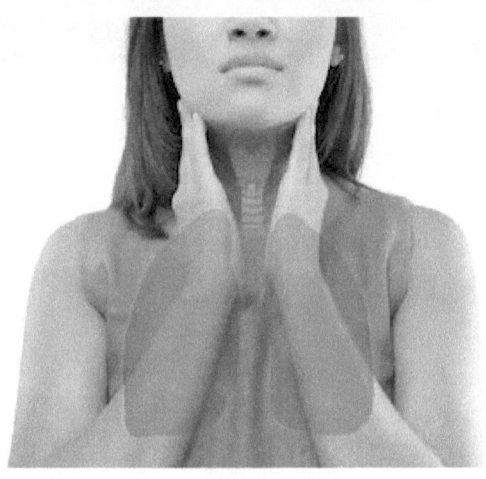

Capitolo 1

Concetto

Nel nostro collo risiede una ghiandola a forma di farfalla chiamata tiroide. La sua funzione è quella di produrre ormoni per il corretto funzionamento dei sistemi e degli organi del corpo che fanno parte della dinamica del metabolismo.

Quando la tiroide inizia a funzionare male, si ripercuote in vari modi sul nostro corpo. I sintomi possono essere impercettibili quanto diventare più sensibili al freddo, oltre che molto visibili, come nel caso dell'obesità o della magrezza estrema, entrambi senza una spiegazione relativa al cibo o all'esercizio fisico.

Al fine di determinare l'esistenza di un'insufficienza tiroidea è necessario eseguire alcuni test, tra cui il sangue è sempre presente per valutare la presenza dell'ormone T4, secreto dalla tiroide. Tuttavia, se questi non sono conclusivi per il medico curante, può essere richiesta una biopsia.

Tipi di problemi alla tiroide

Tipi di problemi alla tiroide includono ipotiroidismo, ipertiroidismo, tiroidite di Hashimoto e gozzi.

Ipotiroidismo: si verifica quando la ghiandola tiroidea non produce la quantità necessaria di ormone tiroideo, quindi il corpo sente la sua mancanza e la sua presenza per svolgere le funzioni pertinenti di ciascun sistema. È più comune nelle donne che negli uomini e di solito si manifesta dopo i sessant'anni.

Ipertiroidismo: siamo in presenza di questa patologia quando la tiroide è troppo attiva e, quindi, getta un eccesso di ormone tiroideo nel corpo. Può apparire a causa di un consumo eccessivo di iodio, della presenza di noduli tiroidei o semplicemente a causa del sesso e dell'età, poiché le donne hanno maggiori probabilità di sviluppare questo problema, così come le persone di età superiore ai sessant'anni. età.

Tiroidite di Hashimoto: è anche nota come tiroidite linfocitica cronica e si verifica quando il sistema immunitario attacca la tiroide. Gozzo: è l'ingrandimento della ghiandola tiroidea, che si manifesta attraverso il gonfiore della zona del collo che lo ospita. Poiché la causa più comune di gozzo è la mancanza di iodio, la ghiandola viene ingrandita nel tentativo di assorbire tutto lo iodio possibile dalla nostra dieta. Senza abbastanza iodio, la tiroide non può produrre abbastanza ormone tiroideo.

Capitolo 2

Cause più frequenti

Tra le cause più frequenti della comparsa di problemi alla tiroide, troviamo quanto segue:

Autoimmuni: malattie autoimmuni, come l'artrite reumatoide, la celiachia, il diabete di tipo 1, il diabete di Addison, la vitiligine, l'anemia perniciosa, la sclerosi multipla o in caso di sindrome di Turner o Down o la malattia bipolare, possono portare alla comparsa di iper o ipotiroidismo.

Carenza di iodio: una dieta povera di iodio può causare ipotiroidismo.

Premenopausa: i cambiamenti ormonali che si generano in questa fase possono scatenare problemi alla tiroide.

Eredità: esiste un'alta probabilità di ipo o ipertiroidismo se i nostri genitori lo hanno avuto, specialmente se era dovuto alla malattia di Hashimoto o Graves.

Noduli iperattivi: l'esistenza di noduli produce una produzione in eccesso di T4.

Tiroidite: è l'infiammazione della ghiandola, causata dalla gravidanza, da cause autoimmuni o per ragioni non ancora note.

Fumo: i tiocianati presenti nel tabacco possono produrre gozzo.

Un modo per evitare problemi alla tiroide è scegliere prodotti per la pulizia e cosmetici biologici, poiché molti di questi prodotti contengono sostanze che influenzano negativamente la produzione di ormoni. Lo stress è un'altra causa di malfunzionamento della tiroide, quindi dovremmo evitarlo il più possibile. È evidente che a volte non è possibile lavorare di meno, ma possiamo controllare il modo in cui i problemi relativi a questo aspetto della nostra vita ci influenzano.

Capitolo 3

Sintomi comuni

A seconda del tipo di patologia tiroidea di cui soffri, soffrirai di diversi tipi di sintomi.

Ipotiroidismo

- Stanchezza
- Sonnolenza diurna
- Pelle secca
- Aumento di peso
- Frequente dimenticanza
- Stanchezza
- Sensibilità al freddo
- Debolezza muscolare
- Raucedine
- Costipazione
- Frequenza cardiaca lenta
- Gonfiore del viso
- Gonfiore della tiroide (gozzo)
- Colesterolo cattivo alto
- Dolori articolari e infiammazione
- Gepressione

Ipertiroidismo

- Palpitazioni
- Nervosismo, irritabilità e ansia
- Tremori

- Perdita di peso e difficoltà di recupero
- Incubi
- Affaticamento
- Aumento dell'appetito
- Aumento della sudorazione
- Sensibilità al calore e sensazione di soffocamento
- Perdita di capelli
- Disturbi mestruali
- Diarrea
- Crescita del seno negli uomini
- Vomito e nausea

Morbo di Hashimoto

- Nessun sintomo
- Con sintomi di ipotiroidismo
- Con sintomi di ipertiroidismo
- Piccolo gozzo
- Disagio al collo
- Aumento delle dimensioni della lingua
- Unghie fragili
- Menorragia (sanguinamento eccessivo durante le mestruazioni)
- Perdita di capelli gozzo
- Nessun sintomo
- Disagio di rigonfiamento o collo
- Difficoltà a deglutire, respirare o parlare
- Tosse
- Sensazione di oppressione alla gola

Capitolo 4

Condizioni associate

Quando compaiono problemi alla tiroide, possono essere presenti molte altre condizioni. Tra questi segnaliamo:

Intestino irritabile: l'ipotiroidismo può causare problemi intestinali, come intolleranza al glutine o problemi associati all'intestino irritabile. Pertanto, alcuni alimenti, in particolare quelli che contengono fibre, possono causare disagio.

Depressione: attualmente, uno dei primi test richiesti da un medico prima dell'inizio dei sintomi della depressione è quello della funzione tiroidea. Se la presunta depressione fosse dovuta a questa causa, nessun trattamento antidepressivo funzionerebbe, poiché la causa originale dovrebbe essere attaccata, cioè l'ipo o ipertiroidismo.

Fibromialgia: questi sono dolori intensi e persistenti nei muscoli scheletrici. Può essere causato da una vasta gamma di fattori, tra cui l'ipotiroidismo.

Ipertensione: il sistema endocrino, di cui fa parte la tiroide, è correlato alla comparsa di ipertensione secondaria. Questo si chiama alta pressione che non è dovuta all'eccessiva assunzione di sodio, alla mancanza di esercizio fisico o alla genetica.

Artrite: l'ipotiroidismo può causare dolore correlato a questa malattia, nonché gonfiore delle articolazioni presenti nelle mani e nei piedi.

Capitolo 5

Urto

La malattia della tiroide non trattata può portare a determinate conseguenze di estrema gravità. Pertanto, il monitoraggio periodico è molto importante per trattare i problemi alla tiroide che potrebbero causare quanto segue:

Infertilità: gli ormoni tiroidei interagiscono con gli ormoni sessuali. Pertanto, svolgono un ruolo molto importante nella maturazione, rilascio e fecondazione degli ovuli. Un malfunzionamento della tiroide può portare da difficoltà a concepire ad aborti spontanei. Gli uomini hanno anche problemi con il loro sperma, quindi l'infertilità non è un problema esclusivamente femminile. Il modo migliore per evitare e controllare questo problema naturalmente è consumare cibi ricchi di iodio, tra cui latte di mucca, formaggio, pesce e uova.

Disfunzioni sessuali: tra i disturbi fisici e psichici che colpiscono la sessualità, troviamo disfunzione erettile, eiaculazione precoce, mancanza di desiderio, avversione al sesso, dolore durante il rapporto sessuale e incapacità di avere orgasmi. Uno dei modi migliori per prevenire e risolvere questo è attraverso una comunicazione fluida ed efficace con la coppia. Poiché la tiroide può essere una delle cause, si raccomanda di adattare la dieta e lo stile di vita per essere sani. Alcuni farmaci, come antidepressivi e antiipertensivi, influenzano quest'area, quindi i consigli sono di cercare un'alternativa naturale a ciascuno di essi. Principalmente, l'eliminazione delle cause delle malattie sono le misure più salutari da adottare. Ad esempio, se si soffre di ipertensione, la prima cosa è eliminare il sale da cucina e fare trenta minuti di esercizio aerobico al giorno.

Demenza: quando la chimica del corpo derivata dal sistema endocrino viene alterata, una delle possibili conseguenze è la perdita di facoltà e funzioni mentali. È essenziale rilevare questo disturbo in tempo, altrimenti il danno cerebrale potrebbe essere permanente. Sia i livelli alti che bassi dell'ormone tiroideo possono portare a questo problema. Per invertire l'ipotiroidismo è possibile utilizzare il tè di tarassaco o il tè al ginseng. Nel caso dell'ipertiroidismo, si consiglia l'assunzione di ravanello, sia in insalata che sotto forma di succo mescolato al limone.

Malattie cardiache: mentre l'ipotiroidismo colpisce direttamente il sistema cardiovascolare, l'ipertiroidismo ha una predisposizione a causare fibrillazione atriale, causando così l'aritmia.

Carcinoma tiroideo: il carcinoma tiroideo è principalmente dovuto alla genetica e a fattori quali l'esposizione alle radiazioni durante l'infanzia. Poiché quest'ultimo fattore ha un'incidenza minima nel suo aspetto, è molto difficile prevenire la malattia. Tuttavia, ci sono alternative naturali che aiutano a gestire i trattamenti contro questo tipo di cancro. Si raccomanda di adottare la dieta mediterranea, che si basa su cavoli, verdure arancioni e rosse, agrumi, verdure verdi, frutti rossi e legumi, tra gli altri alimenti naturali

Capitolo 6

Trattamenti

Farmaci

Nel trattamento delle malattie della tiroide, i farmaci possono essere utilizzati per stimolare la loro funzione, quando c'è ipotiroidismo, o per frenare la loro eccessiva attività quando c'è ipertiroidismo.

Farmaci per l'ipotiroidismo: in questo caso vengono utilizzati ormoni tiroidei sintetici che adempiranno alla funzione di sostituzione degli ormoni T3 e T4 che non vengono prodotti in quantità sufficiente. Tra questi abbiamo il più comunemente usato che è Levotiroxina. Gli effetti collaterali che può produrre sono simili ai sintomi dell'ipertiroidismo (vampate di calore, palpitazioni, insonnia, nervosismo).
Farmaci per ipertiroidismo: in caso di ipertiroidismo, la ghiandola tiroidea produce i suoi ormoni T3 e T4 in eccesso, esagerando i suoi effetti fisiologici che diventano fastidiosi sintomi per il paziente. In questa situazione i farmaci sono responsabili del blocco della formazione dell'ormone tiroideo. Esempi di questi farmaci sono: metimazolo, propiltiouracile, ioduro.

Radiazione con radioiodio

Questa terapia fa parte della medicina nucleare e viene utilizzata per combattere l'ipertiroidismo. Implica ingoiare una piccola dose di questa sostanza, che viene assorbita nel flusso sanguigno e distrugge le cellule della tiroide. È anche molto efficace nella lotta contro il cancro alla tiroide. Gli effetti collaterali associati a questa terapia comprendono nausea, vomito, secchezza delle fauci, gonfiore del collo, dolore alle ghiandole salivari e alterazioni del gusto.

Gozzo e chirurgia

In presenza di gozzo, un'alternativa è la chirurgia che rimuove la ghiandola tiroidea, che può essere totale o parziale. È una procedura che viene eseguita per un massimo di quattro ore e si svolge attraverso un'incisione sopra la clavicola. In molti casi viene posizionato un catetere per drenare sangue e liquidi. Questo intervento è raccomandato in caso di gozzo eccessivamente grande, che ostacola funzioni come la respirazione e l'alimentazione.

Tra gli effetti collaterali e le complicazioni derivanti dall'intervento chirurgico troviamo infezioni o contusioni sulla pelle, alterazioni a lungo termine della voce, complicanze respiratorie dovute a cattiva prassi e riduzione del calcio nel sangue.

Gestione dopo chirurgia, radioiodio e cancro

Dopo l'intervento chirurgico, l'assistenza domiciliare si basa sulla corretta igiene delle ferite e una corretta alimentazione. Devi fare tre pasti al giorno a base di cibi morbidi ed è essenziale essere ben idratati.

Una volta applicato lo iodio radioattivo, le precauzioni che seguono si basano sulla non trasmissione di radiazioni di iodio ad altre persone. La prima cosa da tenere a mente è non essere in contatto con bambini piccoli o donne in gravidanza. È ideale avere un bagno separato o, se non è possibile, la catena deve essere lanciata due volte dopo ogni utilizzo del bagno. Si consiglia di utilizzare posate usa e getta o posate solo per il paziente, che devono essere lavate separatamente da quelle degli altri. Avverti di contatti che vanno oltre un breve saluto. Infine, si consiglia di bere molta acqua.

Per quanto riguarda la vita dopo il cancro alla tiroide, possiamo dire che è necessario essere molto attenti alla comparsa dei sintomi una volta completato il trattamento, poiché questo dovrebbe essere comunicato al medico nelle successive consultazioni alla fine del processo. Cibo ed esercizio fisico saranno raccomandati in dosi e tipi dal medico curante, che dovrebbe essere rigorosamente seguito secondo le loro indicazioni.

Capitolo 7

Attività fisica

Riposo o esercizio fisico

Sebbene i problemi alla tiroide vengano risolti con i farmaci a vita, è stato dimostrato che un regolare esercizio fisico ha effetti molto positivi sulle persone con ipotiroidismo. Quello che succede è che la pratica regolare dell'esercizio fisico aumenta i livelli di T3 e T4.

I momenti in cui un problema alla tiroide ci porta a riposare sono dopo aver subito un intervento chirurgico alla tiroide. Detto riposo deve essere mantenuto per tre settimane. Senza questa quiete, il recupero può essere inutilmente prolungato o avere battute d'arresto.

Complicanze e malattie associate

I problemi associati all'esercizio fisico quando soffrono di questa malattia sono collegati a sovrappeso, affaticamento, ossa fragili e problemi cardiaci. Pertanto, se l'esercizio non è controllato, siamo esposti a:

- Soffocare
- Capogiri da iperventilazione
- Danno articolare
- Fratture

Vantaggi delle routine combinate di cardio, resistenza, elasticità e flessibilità

Quando parliamo di esercizio fisico, non ci riferiamo solo al sollevamento pesi o alla camminata sul tapis roulant. L'esercizio fisico ben compreso dovrebbe essere compreso in modo olistico. Pertanto, la routine è precisamente ciò da cui dobbiamo sfuggire quando cerchiamo veri benefici.

È comune abituarsi a un istruttore e, peggio ancora, a un solo tipo di lezione che insegna questo professionista. Tuttavia, a lungo termine, praticare una sola modalità di esercizio toglie l'efficacia di ciò che stiamo facendo.

Quindi la prima raccomandazione da seguire è quella di frequentare il maggior numero di lezioni possibile. D'altra parte, la combinazione di cardio, resistenza, elasticità e flessibilità, ci permetterà di bruciare i grassi, tonificare i muscoli e ottenere la più ampia gamma di movimenti possibile. Pertanto, proteggeremo le nostre articolazioni e renderemo l'esercizio più efficace ogni giorno.

Capitolo 8

Misure dietetiche

A seconda che siamo colpiti da singhiozzo o ipertiroidismo, ci sono misure dietetiche specifiche da seguire.

Misure dietetiche per l'ipotiroidismo

In questo caso, evitare:

- Barrette energetiche
- Zuccheri
- Carboidrati raffinati
- Prodotti a base di soia
- Caffeina
- Alimenti geneticamente modificati
- Glutine

Ciò che si consiglia di ingerire è:

- Verdure senza amido
- Grassi sani (insaturi e polinsaturi)
- Proteine
- Vitamine e minerali

Misure dietetiche per ipertiroidismo

Dovrebbero essere evitati:
- Alghe
- Grassi transgenici
- Latticini

- Soia
- Mais
- Additivi chimici
- Caffeina
- Zuccheri
- Carboidrati raffinati

Si consiglia di mangiare:

- Mandorle
- Rape
- Prezzemolo
- Semi di lino
- Tè alla melissa
- Erba Ajuga

Dieta ricca di iodio

Per prevenire il gozzo, è importante seguire una dieta ricca di iodio. Gli alimenti che dovresti includere in quel caso sono:

- Cod
- Mirtilli
- Sgombro
- Tonno
- Cozze
- Fagioli
- Gamberi
- Gamberetti
- Fragole
- Patate
- Formaggio
- Salmone
- Anacardi
- Broccoli
- Ostriche

- Farina d'avena
- Arachidi

Dieta normale allo iodio

Quando non vi sono indicazioni mediche per aumentare o diminuire il consumo di iodio, le quantità giornaliere raccomandate sono:

- Fino a 14 anni: 90 microgrammi al giorno
- Da 15 anni in poi: 150 microgrammi al giorno

Intolleranza al glutine

Puoi essere celiaco, che viene controllato da un esame del sangue o puoi avere intolleranza al glutine. Quest'ultima condizione nei bambini si manifesta con vomito e diarrea, ma negli adulti i sintomi si attenuano e non c'è nulla di chiaro. Non è possibile rilevare con precisione che una persona sia intollerante al glutine.

Poiché l'unico modo per evitare i sintomi di questa malattia cronica non è consumare glutine, è conveniente che se si generano problemi digestivi, per quanto minimi, provare ad eliminare questa proteina dalla dieta.

Gli unici ingredienti che lo contengono e che, pertanto, dovrebbero essere evitati, sono:

- **Grano**
- **Farina d'avena**
- **Orzo**
- **Rye**

L'ipotiroidismo è una malattia strettamente correlata a questa condizione.

Intolleranza al lattosio

È la condizione di non riuscire a digerire lo zucchero presente nel latte (lattosio). È una malattia che non causa danni, ma presenta sintomi molto fastidiosi, tra cui gas, coliche, diarrea, nausea e gonfiore addominale.

Ogni persona vive in un modo diverso, quindi la restrizione del cibo con lattosio può essere totale o parziale. Ad ogni modo, dovremmo sapere che ciò che non dovrebbe essere mangiato, o almeno dovrebbe essere limitato, sono i latticini. Quello che succede è che questo taglio nella dieta ha bisogno della persona di ingerire calcio e vitamina D da altri alimenti. Tra questi consigliamo:

- Agrumi
- Noci
- Frittata
- Banana
- pomodori
- Lattuga
- Carota
- Olio d'oliva
- Pere
- Ananas
- Pane integrale
- Marmellata
- Spinaci
- Salmone
- Semi di Chia
- Yogurt senza lattosio
- Granola
- Burro di arachidi
- Mele

Preparazioni più raccomandate

I preparati più consigliati sono quelli che mantengono intatte le proprietà e i nutrienti del cibo. Pertanto, le

Seguenti raccomandazioni dovrebbero essere prese in considerazione:

- Spremere gli agrumi al momento
- Macinare i semi al momento del consumo
- Cottura a vapore
- Quando bolle, cerca di non gettare acqua, ma viene assorbito
- Alimenti cotti non troppo cotti
- Gli alimenti alla griglia non bruciano

Verdure cotte: le persone con ipotiroidismo non devono mangiare verdure crude, poiché emettono una sostanza tossica che impedisce l'assorbimento di iodio.

Verdure fermentate: i preparati come i crauti possono essere consumati da persone con ipotiroidismo, poiché durante la fermentazione le verdure eliminano il componente tossico che impedisce l'assorbimento dello iodio

Esempi di menu

Questo esempio di menu è per una persona che ha l'ipotiroidismo

Prima colazione
1 tazza di yogurt
½ tazza di muesli
3 fragole

Pranzo

1 quesadilla di vari formaggi (incluso cheddar), carota e broccoli

1 tazza di mousse al cacao

Picnic

1 fetta di pane di banana integrale
1 tazza di yogurt bevibile

Cena

Frittata di funghi e formaggio
½ Porzione di cozze

Ricette culinarie attraenti e salutari

Insalata Di Spinaci Al Mango

- 1 spinaci legati
- Foglie di rucola
- 1 maniglia
- Olio d'oliva
- 10 noci

Lavare bene gli spinaci e scolarli. Rimuovere la nervatura centrale e tagliarla a strisce. Aggiungere il mango a dadini, le noci tritate grossolanamente, tagliare le foglie di rucola e bagnarle con un filo di olio d'oliva.

Gazpacho di cetriolo e avocado

- 2 cetrioli
- 1 avocado
- 1 cucchiaio di semi di lino
- ½ litro di acqua 1 **Atado de espinacas**

Sbucciare i frutti e tagliarli a pezzi. Mettili nel frullatore con il resto degli ingredienti. Frullare fino a ottenere una pasta liscia. Puoi servirlo con prezzemolo, basilico o noci tritate in cima.

Capitolo 9

Vitamine e minerali

La tiroide può fallire a causa di molteplici cause. Quindi non c'è nulla che garantisca il cento per cento che lo farà funzionare in modo ottimale. Tuttavia, ci sono alcuni nutrienti che, carenti o scarsi, lo portano al limite delle sue buone prestazioni, quindi è più probabile che falliscano. Questi nutrienti sono:

Iodio

Quando la quantità di iodio ingerita non è sufficiente, la tiroide non è in grado di produrre ormoni per la cui produzione esiste. Lo possiamo trovare in frutti di mare, latticini, pesce di mare, frutta e verdura.

Zinco

Se manca questo minerale, T3, un ormone che produce la tiroide, non può raggiungere il DNA. D'altra parte, questo minerale aiuta il corretto funzionamento della prostata, degli organi riproduttivi, del fegato e della guarigione. Lo troviamo nelle noci pecan, nelle alghe, nel cioccolato fondente, nelle ostriche, nei semi di zucca, nelle uova e nei legumi.

Selenio

Questo minerale svolge la funzione di trasformare T4 in T3, che è lo stesso ormone tiroideo attivo. Il problema principale con questo minerale è che, poiché proviene dal cibo e molti paesi non lo hanno come parte del loro suolo, è essenziale prenderlo come integratore in capsule. Gli alimenti che lo hanno, purché il terreno del paese lo possiedano, sono noci del Brasile, aglio, uova, pesce azzurro, crostacei, semi di girasole e senape, pane integrale e riso integrale.

Ferro

Deve essere presente per la tiroide per sintetizzare gli ormoni. Troviamo ferro nei legumi, quindi è molto importante non filtrare l'acqua dopo la cottura. Pertanto, è necessario utilizzare la quantità di acqua necessaria, ma non di più, per cucinare in base alla quantità di legumi. Questo perché la maggior parte del ferro rimane nell'acqua in cui vengono cotti. Altri alimenti con ferro sono il latte con ferro, crostacei e spinaci.

Vitamina A

È il ponte tra l'ormone tiroideo e il DNA cellulare, che è esattamente dove l'ormone agisce e mostra il suo pieno effetto. Senza vitamina A, non importa quanto fa la tiroide, le cellule non lo scopriranno mai. Lo troviamo nel tuorlo d'uovo, nelle patate dolci, nelle albicocche, nella pesca, nel melone, nella zucca, nel mango e nella papaia.

Capitolo 10

Piante medicinali

Piante medicinali benefiche

Ci sono alcune piante che sono utili in relazione a problemi alla tiroide. È sempre bene averli a portata di mano per prepararci un tè o consumarli nel modo che preferiamo

Piante per stabilizzare le difese

Echinacea: rafforza il sistema immunitario e ti protegge da virus e batteri. Allevia anche il dolore e uccide le infezioni.

Astragalo cinese: fornisce equilibrio nel sistema nervoso, aumenta le difese, promuove il buon umore e ripristina la vitalità.

Zenzero: ha eccellenti poteri digestivi, è antinfiammatorio, antisettico e rafforza il sistema immunitario.

Curcuma: è un antiossidante, quindi inverte l'effetto dei radicali liberi nella protezione delle cellule, è anticancro e rafforza il sistema immunitario.

Piante che regolano lo iodio

Olio di enotera: inverte la caduta dei capelli e regola lo iodio.

Ortica: avendo un alto contenuto di iodio, aiuta a fornire quando manca.

Liquirizia: oltre a regolare lo iodio, stimola la produzione di T4 e T3.

Semi di lino: mantiene stabili i livelli di iodio e fa funzionare la tiroide come dovrebbe.

Piante nocive

Non tutto in natura è salute e benessere. Alcune piante possono persino uccidere. Oggi ci concentreremo su quelli che compromettono l'assorbimento di iodio (goitrogeni) e agenti cancerogeni.

Piante Goitrogeniche

Le piante goitrogeniche sono quelle che impediscono l'assimilazione dello iodio. Pertanto, indipendentemente da quanto viene consumato, rilasciano una sostanza che funge da barriera tra lo iodio e l'organismo. Sono molto dannosi per le persone con ipotiroidismo.

Le piante che hanno questa caratteristica sono cavoli e manioca

Piante cancerogene

Crotonflavens tea (Euphorbiaceae) È stato scoperto che i nativi del Curacao, che di solito bevono questo tè, hanno un tasso di cancro esofageo superiore dell'11% rispetto al resto del mondo.

Capitolo 11

Integratori naturali

Alcuni degli integratori naturali commercializzati da aziende come Life per contrastare gli effetti di una tiroide che funziona male sono:

Puramente olistico: promuove il corretto funzionamento della ghiandola tiroidea regolando il livello di iodio. È molto utile per la circolazione.

Vita Source Labs: il suo ingrediente principale è il selenio, che innesca la produzione di selenoproteina, un nutriente di cui le cellule hanno bisogno per funzionare correttamente.

Lavoro surrenale: abbassa il livello di ansia e aiuta a controllare lo stress. Ripristina il corretto funzionamento delle ghiandole surrenali e ripristina l'energia persa.

Supporto tiroideo per il corpo: contiene magnesio e pepe di cayenna, quindi accelera e regola il metabolismo. È molto utile nella perdita di peso.

Incapsulamenti puri: ripristina la funzione cellulare grazie al contributo di vitamine e minerali necessari per un funzionamento ottimale.

Ora energia tiroidea: fornisce iodio e tirosina, quindi favorisce la corretta sintesi della ghiandola tiroidea. D'altra parte, contiene zinco, rame e selenio, minerali che supportano la funzione tiroidea.

Capitolo 12

Terapie alternative

Le tecniche alternative sono un insieme di pratiche incentrate sulla lotta contro le malattie e i disturbi attivando alcuni punti del corpo. Evita il percorso della medicina tradizionale perché è considerato invasivo e pieno di effetti collaterali che ritieni possano essere evitati.

Controllo dello stress

• **Aumentare la vita sociale:** più amici abbiamo, più casi di socializzazione abbiamo. Si allenano con loro lo sbiadimento dello stress, in gran parte perché smettiamo di pensare ai nostri problemi per un po'.

• **Aumenta il buon umore:** tutti abbiamo qualcosa che ci fa ridere, dobbiamo solo invitare quegli elementi nella nostra vita e iniziare a prendere il bambino dentro.

• **Sport o attività fisica:** lo sport aggiunge sempre il valore aggiunto della motivazione generata dalla competizione. Tuttavia, puoi scegliere qualsiasi attività fisica che richiede concentrazione e perseveranza, come yoga, danza o persino ginnastica.

Evita il digiuno

Mentre il digiuno è una pratica raccomandata per purificare e disintossicare il corpo, ha così tanti effetti collaterali che finisce per essere peggio del danno che ci procura. Quando si ha ipertiroidismo, il digiuno è particolarmente controindicato. Tra gli effetti collaterali che potresti avere, sono i seguenti:

- Crampi muscolari
- Mal di schiena acuto
- Ritenzione di liquidi
- Ipoglicemia
- Mal di testa ed emicrania
- Disturbi del sonno
- Decontrollo dell'elettrolito

Terapie per la tristezza

- Consenti a te stesso di essere triste
- Parla dei tuoi sentimenti
- Elimina il sovraccarico di lavoro
- Cerca un nuovo hobby
- Incontrarsi con vecchi hobby
- Pratica resilienza (esci da situazioni difficili e traumatiche)

Argomento IV. Sindrome Ovaie policistiche

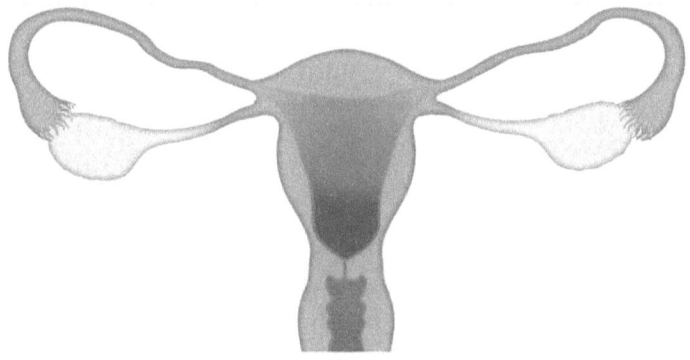

Capitolo 1

Concetto

La sindrome dell'ovaio policistico (PCOS) è un disturbo ormonale abbastanza comune tra le donne in età riproduttiva. A causa della presenza di un alto tasso di androgeni, ormoni maschili, le ovaie non riescono a rilasciare con successo ovuli maturi. Ciò provoca l'incapsulamento dell'ovulo maturo all'interno di una sfera di liquido all'interno dell'ovaio, sebbene non si verifichi sempre in questo modo.

Quando parliamo di ormoni maschili in una donna, potremmo chiederci se questo è qualcosa di anormale, ma non lo è affatto. Le ovaie producono estrogeni, progesterone e androgeni. Questi ultimi sono ormoni maschili che devono essere presenti nelle donne. Il problema si verifica quando la quantità separata è più che adeguata.

Le ghiandole surrenali producono anche androgeni, che hanno la funzione di regolare il ciclo mestruale e l'ovulazione. Tuttavia, il loro eccesso ha l'effetto opposto: invece di innescare il rilascio degli ovuli, li mantiene all'interno dell'ovaio. Ciò produce, in alcuni casi, l'ingrossamento delle ovaie.

Fortunatamente, le ovaie policistiche sono notate attraverso una serie di fastidiosi sintomi, che consentono un'adeguata rilevazione della sindrome in modo che possiamo trattarla correttamente. Dobbiamo tenere presente che la comparsa di uno o più dei suoi sintomi non è un segno inequivocabile di questa malattia, ma è un esame fisico effettuato da un ginecologo o da un endocrinologo che ne determinerà la presenza.

Capitolo 2

Cause più frequenti

Tra le cause più frequenti di sviluppo di ovaie policistiche, ereditarie, legate alle abitudini di vita e endocrine.

Patrimonio

È stato scoperto che le figlie dei pazienti con questa malattia hanno molte probabilità di soffrirne. Lo stesso accade se esiste una storia familiare in generale.

Abitudini della vita

Lo stile di vita sedentario è una delle cause che portano a questa sindrome. Una volta che inizi a esercitare e perdi peso, la malattia è molto più facile da controllare. Allo stesso modo, una dieta ricca di cibi nocivi, come zuccheri e grassi saturi, può causare malattie.

Cause endocrine

C'è un dibattito aperto su quale viene prima di tutto, se l'ovaio policistico o i problemi endocrini. Ad ogni modo, uno di loro potrebbe avvertirci della presenza dell'altro, quindi è molto importante tenere presente che se soffriamo di una di queste malattie, potrebbe essere che l'altro sia mascherato dai sintomi del primo. Le cause endocrine più comuni sono:

Iperprolattinemia: la prolattina è un ormone prodotto nell'adenoipofisi che regola lo sviluppo del seno e la produzione di latte. Il suo aumento al di sopra dei livelli normali può essere correlato a anomalie mestruali e sindrome dell'ovaio policistico.

Ipotiroidismo: La ghiandola tiroidea non produce abbastanza ormone T4, quindi perdi la concentrazione, sei più sensibile al freddo e qualsiasi attività fisica provoca affaticamento, tra gli altri sintomi di vario tipo.

Malattia di Cushing: è la crescita eccessiva della ghiandola pituitaria, una ghiandola situata alla base del cervello. Detto questo, la ghiandola inizia a secernere un eccesso dell'ormone adrenocorticotropina.

Gigantismo o acromegalia: sono malattie che causano un'eccessiva crescita degli arti. Il gigantismo si verifica prima che l'epifisi sia chiusa, mentre una volta chiusa, la malattia che si verifica in caso di crescita sproporzionata è l'acromegalia.

Resistenza all'insulina: è quando l'insulina viene prodotta normalmente, ma il corpo non può farne buon uso, quindi i livelli di zucchero nel sangue sono sempre alti.

Capitolo 3

Sintomi comuni

Mentre sono fastidiosi e spiacevoli, i sintomi ci aiutano a renderci conto che sta accadendo qualcosa di strano nel nostro corpo. La comparsa di uno di questi non indica necessariamente che abbiamo una sindrome dell'ovaio policistico. Tuttavia, quando ce ne sono diversi e senza motivo apparente, si consiglia di andare dal medico per ottenere una diagnosi. I sintomi più comuni delle ovaie policistiche sono:

Aumento di peso: è comune che quando si soffre di ovaie policistiche, c'è un aumento di peso nonostante non abbia cambiato la dieta ed è molto difficile perdere alcuni grammi.

Acne: l'improvvisa comparsa di acne, specialmente in età adulta, può essere un indicatore della malattia. Nel caso dell'adolescenza, può verificarsi un peggioramento della condizione dell'acne.

Oligomenorrea: è quando il periodo mestruale si verifica raramente.

Hirtutism: è quando si verifica la crescita dei peli del viso e del corpo, specialmente nella zona posteriore, intorno al capezzolo e al torace. Nell'adolescenza, è normale che questo tipo di capelli appaia se è una caratteristica che accompagnerà la donna per tutta la vita. Tuttavia, quando si tratta di capelli eccessivi o appare in età adulta, può indicare questo problema.

Perdita di capelli: i capelli cadono in quantità molto più grandi del solito.

Capitolo 4

Condizioni associate

Insieme alla sindrome dell'ovaio policistico, appare una serie di patologie fortemente legate alla loro condizione. Tra questi i più comuni sono:

Obesità addominale: mentre il tessuto adiposo si accumula nell'area dell'addome, aumentano i rischi di malattie cardiovascolari. PCOS rende estremamente difficile la perdita di questo grasso.

Sindrome metabolica: questa patologia provoca l'accumulo di grasso nell'area del torace, dell'addome, della schiena e dei fianchi. La sua relazione con PCOS è perché provoca insulino-resistenza e, di conseguenza, un aumento della produzione di insulina per compensare il fatto che il corpo non può usare ciò che è presente. Pertanto, lo zucchero nel sangue si accumula e ciò aumenta la presenza di tessuto adiposo.

Condizione fibrocistica del seno: si ritiene che un'alterazione nella produzione di estrogeni e progesterone, ormoni sessuali, possa portare a questa condizione. Mentre è fastidioso e doloroso, non è la causa di altre patologie o malattie. Si manifesta attraverso noduli, cisti e persino attraverso la presenza di ascessi.

Capitolo 5

Conseguenze a lungo termine

Oltre alle conseguenze momentanee, la sindrome dell'ovaio policistico è associata a determinate patologie che si verificano e rimangono indeterminate nel nostro corpo. I più comuni sono:

Infertilità anovulatoria: le donne con ovaie policistiche di solito soffrono di infertilità appartenente al gruppo 2, che è correlata al fallimento dell'ipotalamo. Un modo naturale per evitare l'infertilità dovuta alle ovaie policistiche è quello di eliminare il consumo di grassi animali saturi e aumentare il consumo di frutta e verdura.

Diabete: è dovuto all'insulino-resistenza generata dalla PCOS, che è il preludio quasi definitivo al diabete. Il consumo di semi di lino è raccomandato per contrastare gli effetti delle ovaie policistiche, poiché questo componente riduce la presenza di androgeni e aiuta nella fusione tra testosterone e globulina, che protegge il corpo dagli effetti di questa malattia.

Cardiopatia ischemica: una PCOS incustodita o mal trattata a livello fisiologico aumenta la possibilità di malattie cardiovascolari, poiché la presenza di lipidi nel sangue è disturbata. Questo tipo di malattia coronarica è caratterizzata da arteriosclerosi nelle arterie collegate al cuore. Questa malattia può portare a infarto del miocardio. Il consumo di frutta e verdura, la riduzione dell'alcol e l'esercizio fisico sono i modi migliori per prevenire e invertire la cardiopatia ischemica.

Cancro uterino: le donne che soffrono di PCOS hanno maggiori rischi di sviluppare questo tipo di cancro. Esistono molti tipi di cancro uterino, il più comune in questi pazienti è l'endometrio.

Intolleranza al glutine: in questo caso, si consiglia di rimanere molto attenti all'intolleranza al glutine, poiché una piccola manifestazione del corpo contro questo nutriente potrebbe indicare che lo sta rifiutando e persistere nel suo consumo potrebbe portarci a soffrire di ovaie policistico.

Capitolo 6

Trattamenti

Medicinali usati per combattere la PCOS

Per il trattamento della PCOS, le misure si concentrano sulle condizioni del paziente e sui suoi desideri riguardo alla sua fertilità. Vengono generalmente utilizzate combinazioni di misure non farmacologiche, quali dieta ed esercizio fisico, insieme a farmaci che agiranno sulle diverse cause che causano la PCOS. È possibile utilizzare contraccettivi ormonali e farmaci insulino-resistenti.

Il primo passo del trattamento sarà un periodo da 3 a 6 mesi sotto una dieta, combinato con l'esercizio aerobico per perdere peso. Quindi in una seconda fase vengono introdotti i farmaci. Vengono utilizzati farmaci insulino-sensibilizzanti come la **metformina** che con il loro meccanismo d'azione migliora le alterazioni ormonali e metaboliche della PCOS.

I **contraccettivi ormonali** sono preparati estrogeni e progestinici che cercano di regolare le alterazioni ormonali del ciclo femminile nella PCOS; i contraccettivi che hanno un effetto antiandrogenico sono generalmente utilizzati, cioè bloccano l'azione degli ormoni mascolinizzanti, che sono aumentati nella PCOS. Ciò migliora sintomi come irsutismo e peli in eccesso. Alcuni di questi farmaci sono: acetato di ciproterone, acetato di clormadinone, Dinogest, Drospirenone.

Per le donne che hanno desiderio riproduttivo, un trattamento chiamato Clomifene la cui funzione è di stimolare l'ovulazione è incluso nel trattamento, può essere usato da solo o in combinazione con metformina. Questi pazienti possono anche aver bisogno di consigli specializzati sulla fertilizzazione.

Alcuni effetti collaterali del farmaco sono: alterazioni del ciclo mestruale e alterazioni del metabolismo, sintomi gastrointestinali come nausea, vomito, diarrea, ipotensione e vertigini.

Bassa fertilizzazione e alta tecnologia

La fecondazione in vitro è un'alternativa per l'infertilità dovuta alla PCOS. Le uova utilizzate potrebbero provenire dalla stessa donna che diventerà madre o donatrice. Lo stesso vale per lo sperma. Un'altra opzione è la madre surrogata, che presta l'utero per la gravidanza.

La complicazione che può insorgere nella fecondazione assistita è la gravidanza multipla. Ma può anche essere prevenuto posizionando una quantità minore di embrioni nella futura madre.

Chirurgia ovarica

Esistono due tipi di interventi chirurgici ovarici preventivi. Uno di questi è la laparoscopia e l'altro è addominale. La chirurgia laparoscopica viene eseguita in anestesia locale e le ovaie vengono rimosse attraverso un'incisione nell'ombelico che consente l'ingresso di un tubo. Dura al massimo un'ora e mezza. La rimozione addominale viene eseguita in anestesia generale, il taglio del bikini viene eseguito per eseguirlo e può durare due ore.

I vantaggi offerti da questi interventi chirurgici è l'eliminazione dei problemi legati alle ovaie policistiche. Per quanto riguarda gli svantaggi, questi possono includere infezioni, emorragie, ostruzione intestinale, formazione di tessuto cicatriziale e possibili lesioni agli organi interni. Naturalmente, l'infertilità permanente è la conseguenza più diretta.

Capitolo 7

Attività fisica

L'importanza di eseguire l'esercizio fisico quando si soffre di sindrome dell'ovaio policistico, è che, oltre a contribuire a controllare il peso corporeo, che può essere aumentato in modo eccessivo a seguito della malattia, un regolare esercizio fisico migliora la funzione riproduttiva. Pertanto, cancella una delle malattie associate alla sindrome.

Vantaggi delle routine combinate di cardio, resistenza, elasticità e flessibilità

Si raccomanda alle donne che soffrono di questa sindrome di fare almeno due ore e mezza di esercizio fisico aerobico settimanale. L'intensità varierà man mano che il corpo diventa più allenato e sviluppa al massimo la sua capacità polmonare. La raccomandazione è di farlo nel modo più intenso possibile.

Questa volta dovrebbe essere diviso in sessioni di un minimo di trenta minuti e un massimo di quarantacinque.

La ginnastica in acqua è particolarmente raccomandata per queste donne, così come per Zumba, poiché aiuta a migliorare l'umore.

Almeno due volte a settimana, dovrebbe essere eseguita una routine di peso che copra tutti i gruppi muscolari. Pertanto, la sessione di cacca non dovrebbe durare meno di un'ora. Quando si sviluppa il muscolo, più calorie vengono bruciate nel processo e, abbastanza interessante, a riposo. Pertanto, quando guardi la televisione in silenzio a casa tua e hai sviluppato i muscoli, stai bruciando calorie.

Infine, l'elasticità e la flessibilità aiuteranno l'esercizio del bodybuilding a non ferire nei giorni successivi al suo completamento, oltre a essere la chiave per migliorare la nostra qualità dei movimenti. Grazie a questo, l'esercizio sarà più efficace ogni giorno. Per renderlo possibile, è necessario allungare ogni muscolo lavorato per almeno venti secondi dopo le sessioni di bodybuilding e aerobica (anche se in questo i muscoli non sono lavorati in un modo specifico, sono lavorati in modo globale), così come svolgere anche attività fisiche appositamente progettate per ottenere flessibilità, come balletto, yoga, pilates e stretching.

Capitolo 8

Misure dietetiche

Mangiare una dieta sana è la chiave in modo che alcune malattie associate alla PCOS non compaiano. Poiché questa sindrome provoca livelli elevati di zucchero nel sangue, ciò può portare al diabete e al sovrappeso. Tuttavia, mediante una corretta selezione degli alimenti, è possibile prevenire entrambi i problemi.

I carboidrati sono l'asse attorno al quale tutto deve circolare. Non possiamo liberarcene, anche sapendo che sono responsabili dell'aumento della glicemia. Ecco perché dobbiamo sapere quali scegliere. Non tutti i carboidrati sono uguali, ma alcuni hanno un impatto maggiore sull'aumento della glicemia. È quindi necessario imparare a scegliere nel modo giusto.

I carboidrati più adatti per le donne che soffrono di PCOS sono:

• Frutta fresca
• Verdure fresche a basso contenuto di amido
• Cereali integrali
• Cereali con alto contenuto di fibre (almeno 5 grammi di fibra per porzione)
• Yogurt senza zucchero

Al contrario, quelli da evitare sono:

• Verdure ad alto contenuto di amido
• Frutta in scatola sciroppata
• Cereali raffinati (farina bianca, riso bianco)

• Alimenti zuccherati (biscotti, biscotti)

Dieta ipocalorica

Date le possibilità che si aprono, la dieta ipocalorica appare come un'opzione per mantenere il nostro peso entro i normali parametri. Tuttavia, essere coinvolti in una tale dieta richiede che conosciamo molto il nostro corpo.

Innanzitutto, la definizione di dieta ipocalorica deve essere alimentata in modo tale che le calorie consumate su base giornaliera siano inferiori a quelle che spendiamo. Sembra semplice, ma non lo è. Allo scopo di non incorrere in una dieta carente, dobbiamo prima scoprire quante calorie il nostro corpo spende al basale, cioè senza fare altro che rimanere in vita. A questo dobbiamo aggiungere quelli che spendiamo in base all'esercizio che facciamo.

Sulla base del fatto che scoprire il dispendio metabolico basale dipende da una serie di fattori, come l'altezza, l'età e la velocità del nostro metabolismo, possiamo renderci conto che scoprirlo non è facile.

Un modo per farlo è attraverso l'equazione di Harris - Benedict:

Uomo: 66.473 + (13.751 x peso in chili) + (5.0033 x altezza in centimetri) - (6.7550 x età in anni)

Donna: 655,1 + (9,463 x peso in kg) + (1,8 x altezza in centimetri) - (4,6756 x età in anni)

Ma ricorda che devi aggiungere la spesa derivata dall'attività fisica che pratichiamo.

Un modo per evitare l'effetto di rimbalzo di queste diete è di non ridurre le calorie che consumiamo a meno di 300 di quelle che spendiamo.

D'altra parte, se dobbiamo parlare dell'effetto di rimbalzo, non abbiamo un piano alimentare adeguato. Ecco perché è altamente preferibile avere una dieta sana fissa piuttosto che incorrere in diete che ci portano a dimagrire drasticamente, ma che non sono sostenibili nel tempo.

Dieta acne

L'acne è un altro effetto collaterale di PCOS. Per combatterlo con la dieta, la prima cosa che dobbiamo fare è eliminare i grassi saturi dalla nostra dieta e sostituirli con grassi omega 3. Ad esempio, sia il burro che il cioccolato sono controindicati. Invece, ecco un elenco di alimenti altamente raccomandati per prevenire la formazione di granito:

- Tonno
- Salmone
- Semi di Chia
- Noci
- Verdure a foglia verde
- Broccoli
- Carota
- Yogurt
- Acqua
- Avocado
- Aglio
- Curcuma

Dieta per iperandrogenismo

Quando soffriamo di iperandrogenismo, ciò che dovremmo fare è ridurre i livelli di testosterone, qualcosa che la dieta può influenzare notevolmente. Gli alimenti che ci aiuteranno in questo aspetto sono:

- Mandorle
- Noci
- Farina di semi di lino
- Semi di lino
- Liquirizia
- Menta piperita
- Menta
- Tonno
- Salmone
- Aringhe
- Sardine
- Sgombro

Cosa mangiare secondo l'indice glicemico

Poiché lo zucchero nel sangue è un grave problema per le donne con PCOS, è più conveniente scegliere alimenti che hanno un basso indice glicemico (indice glicemico), cioè non far aumentare i livelli di zucchero nel sangue. Esempi di questi alimenti sono:

- Legumi
- Verdure amidacee
- Pane integrale (orzo, segale, grano integrale e crusca)
- Riso integrale
- Riso bianco istantaneo a grana lunga

Preparazioni più raccomandate

Il modo in cui prepariamo il cibo influenza anche l'indice glicemico. Alcuni consigli sono:

- Frutta secca cruda
- Frutti non abbastanza maturi

- Mangia frutta invece di bere solo il loro succo
- Mangia patate al forno invece di purè di patate
- Scegli il pane integrale macinato con pietra anziché solo grano intero
- Non cuocere troppo il cibo
- Noodles al dente (mai passato)

Se sceglieremo alimenti con un indice glicemico elevato, dobbiamo combinarli in un rapporto da uno a cinque con altri alimenti con un indice glicemico basso.

Esempi di menú

Ecco alcuni esempi per creare menu adatti alle donne con PCOS:

Colazione: due fette di pane integrale macinato a pietra con burro di arachidi e un bicchiere di latte di cacao

Pranzo: ravioli di crescione con salsa di pomodoro fresco e frutta da dessert

Spuntino: due cracker di riso con marmellata di mirtilli senza zucchero aggiunto e una tazza di yogurt magro

Cena: riso integrale con tonno e mezzo peperone di ogni colore. Crema alla vaniglia da dessert fatta in casa

Ricette culinarie attraenti e salutari

Broccoli gratinati con chedar e uovo

Ingredienti

- ½ chilo di broccoli

- ¼ di litro di besciamella
- 2 uova sode
- 200 grammi di formaggio chedar
- pepe di cayenna
- Curcuma

In primo luogo, i broccoli vengono fatti bollire per dieci minuti. Rivoli. Preparare le uova sode e la salsa besciamella con un cucchiaio di amido di mais e un quarto di litro di latte. Metti i broccoli in una teglia da forno, metti sopra le uova a fette, coprile con la salsa besciamella e metti sopra il formaggio cheddar grattugiato.

Portare in forno preriscaldato a 180 ° C, cuocere 15 minuti e gratinare (spegnere il fondo del forno) per altri 5 minuti, quindi servire caldo.

Insalata Di Salmone E Noce

Ingredienti

- 1 fetta di salmone affumicato
- 1 pomodoro pelato
- Foglie di rucola
- Foglie di lattuga
- 10 noci
- Olio d'oliva

Sbucciare il pomodoro senza scottarlo, tagliare a rondelle le foglie di rucola e la lattuga e tagliare a metà le noci. Disporre tutto in una ciotola e cospargere con olio d'oliva. Servire freddo o naturale.

Capitolo 9

Vitamine e minerali

Alcuni nutrienti essenziali prevengono e aiutano a curare la PCOS. Assicurati di includerli nella tua dieta quotidiana.

Vitamine

- Vitamina A
- Vitamina C
- Vitamina D
- Inositolo (complesso vitaminico B)

Minerali

- Cromo
- Zinco

Alimenti con vitamina A

- Latticini
- Uova
- Damasco
- Mango
- Cavoli
- Spinaci
- Patate dolci
- Broccoli
- Carota
- Legumi

- Pesce
- Frutti di mare

Alimenti con vitamina C.

- Agrumi
- Ananas
- Papaya
- Mango
- Melone
- Anguria
- Peperoni rossi e verdi
- Cidrayote
- Pomodori
- Patate
- Patate dolci

Alimenti con vitamina D

- Funghi
- Salmone
- Tonno
- Sgombro
- Formaggio
- Tuorlo d'uovo

Alimenti con inositolo

- Banane
- Cereali con crusca
- Riso integrale
- fiocchi d'avena
- Fagioli
- Agrumi
- Germe di grano
- Uva e prugne secche

Cibo cromato

- Cipolla
- Lievito di birra
- Cereali integrali
- Pomodori
- Frutta

Alimenti Di Zinco

- Uova
- Ostriche
- Vongole
- Nocciole
- Mandorle
- Anacardi
- Formaggio
- Fiocchi d'avena

Capitolo 10

Piante medicinali

Piante medicinali benefiche

In natura sono i composti che aiutano a regolare il nostro metabolismo e il sistema endocrino. Nel caso delle ovaie policistiche, dobbiamo trovare piante che riducano il testosterone, regolano il ciclo mestruale, aumentano la fertilità e migliorano la resistenza all'insulina.

Piante per abbassare il testosterone

- Menta
- Menta piperita
- Salvia
- Ruda cabruna
- Liquirizia

Piante per regolare le mestruazioni

- Zenzero
- Verbena
- Camomilla
- Salvia
- Rosmarino

Piante per migliorare la fertilità

- Ortica
- Tarassaco
- Avena selvatica
- igname selvaggio

- Dong quai
- Chasteberry
- tè verde

Piante per migliorare la resistenza all'insulina

- Passiflora
- Camomilla
- Fiori d'arancio
- Melisa
- Tarassaco
- Carciofo
- Poleo
- Anice verde
- María Luisa

Capitolo 11

Integratori naturali

Aziende come Life dedicano la propria vita alla ricerca di come raccogliere i migliori integratori naturali e incapsularli in modo da poter gestire i sintomi delle ovaie policistiche. I più importanti sono:

My Ova Myo-plus: grazie alla presenza di mioinositolo, si raggiunge l'equilibrio dell'umore, i livelli di glucosio nel sangue si stabilizzano positivamente e si regola il ciclo mestruale. A sua volta, ripristina la corretta dinamica ormonale e fa funzionare correttamente le ovaie.

Capsule PCOS: regola il ciclo mestruale, riduce i peli del viso e del corpo quando è eccessivo a causa dell'eccesso di testosterone e previene il diabete. È composto da oltre 10 vitamine essenziali per contrastare i sintomi della PCOS e i minerali che svolgono la stessa funzione. Dopo sei settimane di consumo quotidiano, l'umore cambia completamente.

Soria Natural Melatonin: come suggerisce il nome, questo integratore è realizzato con melatonina. Questo è un ormone secreto durante il sonno e che regola l'ovulazione. L'azione che compie esattamente è quella di riparare il danno ossidativo all'interno dell'ovulo, migliorare i livelli di progesterone e migliorare la qualità dei recettori.

Basta integrare l'acido folico: questo nutriente previene e rallenta l'ossidazione degli ovuli, quindi è molto utile migliorare la fertilità.

Capitolo 12

Terapie alternative

Allontanandosi da tutto ciò che riguarda la medicina tradizionale, troviamo terapie alternative per combattere malattie e disturbi associati alle ovaie policistiche.

Per l'acne

Fitoterapia: prevede l'uso di piante ed erbe per curare e prevenire le condizioni di salute.

Mesoterapia: consiste nell'applicazione di microiniezioni sottocutanee, che contengono vitamine, minerali e aminoacidi che combattono le cause dell'acne.

Omeopatia: si basa sulla fornitura di prodotti dermocosmetici, diete o antibiotici, che vengono creati nell'ufficio omeopatico per combattere le diverse cause dell'acne.

Per irsutismo

Erbe: devi preparare un tè con un cucchiaino di erbe per ogni quarto di litro d'acqua. Le erbe indicate sono: cohosh nero, palmetto di sega, albero casto e tè alla menta.

Glicerina: l'estratto di glicerina contrasta la comparsa di peli in eccesso.

Agopuntura: piccoli aghi piccoli sono posizionati in punti strategici del corpo per inibire la crescita dei capelli.

Per la fertilità

- Agopuntura
- Riflessologia
- Ipnosi
- Omeopatia

Per il controllo del peso

Agopuntura: quando la membrana cutanea si rompe, viene attivata la produzione di endorfine, in modo che l'appetito si riduca immediatamente e in modo duraturo.

Digitopressione: la pressione in diverse parti del corpo riduce anche la sensazione di fame, specialmente quella prodotta semplicemente dall'ansia.

Ipnosi: ti porta a proiettare la tua nuova immagine, quella che vorresti vedere ogni giorno allo specchio. Pertanto, quando lasci la trance, sei pronto a fare tutto il necessario per ottenerla.

Riflessologia: aree specifiche della pianta del piede vengono pressate per stimolare gli organi responsabili della soppressione dell'appetito.

Argomento V. Climaterico Maschio e femmina

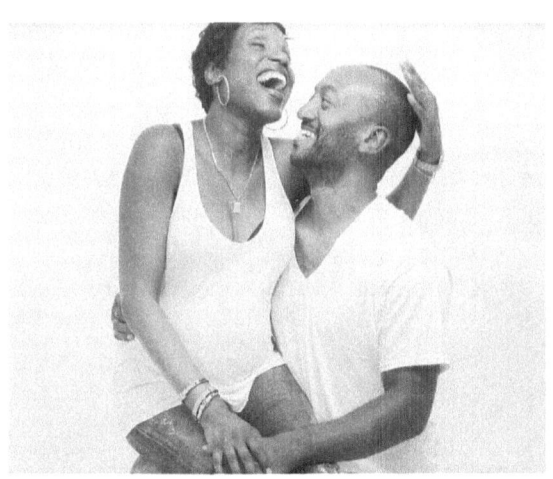

Capitolo 1

Concetto

Il clima si svolge, sia negli uomini che nelle donne, nella mezza età. È un cambiamento permanente e irreversibile innescato dal passare degli anni e il cui risultato è la cessazione della funzione riproduttiva nelle donne e la diminuzione della funzione sessuale negli uomini.

Questo periodo copre molti anni, poiché inizia con la pre-menopausa, è prolungato dalla stessa menopausa e continua fino alla fine della postmenopausa.

I cambiamenti generati dal clima sono sia biologici, psicologici, emotivi e sociali.

Tipi di climaterici

Climaterio maschile: noto anche come andropausa, il climaterio maschile si svolge dopo i cinquant'anni. Il corpo produce meno testosterone e l'uomo inizia a manifestare sintomi molto simili a quelli manifestati nella postmenopausa nelle donne. Tra questi ci sono la diminuzione della libido, la riduzione delle prestazioni intellettuali e la ridotta vitalità.

Climaterio femminile: in questo modo vengono chiamati tutti i cambiamenti che si verificano nelle donne dalla pre-menopausa alla postmenopausa. All'interno del clima, si verifica la menopausa, ma non sono sinonimi. In termini generali, il climaterico arriva poco prima dei cinquant'anni.

Menopausa: è il termine usato per riferirsi all'ultima mestruazione che aveva una donna. La menopausa si svolge nel mezzo del clima, quindi non è né il tuo punto di partenza né il momento finale di esso. È innescato dalla cessazione degli ormoni femminili da parte delle ovaie, quindi, e contrariamente a quanto accade negli uomini, la menopausa pone fine alla capacità riproduttiva delle donne. Tuttavia, la storia non finisce qui, ma poiché gli estrogeni e il progesterone non sono presenti, gli organi che ne hanno bisogno iniziano a deteriorarsi. Ecco perché si consiglia di sostituirli con ormoni sintetici.

Menopausa precoce: si verifica tra i quarantuno e i quarantasette anni. La menopausa precoce non ha necessariamente conseguenze sulla salute, poiché rientra nella fascia d'età prevista.

Menopausa precoce: questo è considerato in questo modo quando accade prima dei quarant'anni. L'innesco fisico è lo stesso della normale menopausa, solo che può verificarsi presto quando la donna ha subito un intervento chirurgico di rimozione dell'ovaio o dopo aver subito la chemioterapia o la radioterapia. La genetica può anche interferire con il suo aspetto. Sebbene non implichi sempre un problema, sono necessari test per rilevare la causa dell'inizio precoce della menopausa. Una cosa da tenere a mente è che non sempre previene la gravidanza, poiché il rilascio di un uovo può avvenire in modo arbitrario, quindi dovrebbero essere utilizzati metodi contraccettivi fino a quando il medico non determina che non vi è più alcuna possibilità di rilascio dell'uovo .

Capitolo 2

Cause più frequenti

Tra i fattori associati ai primi climaterici, troviamo quelli di natura ereditaria, quelli legati alle abitudini di vita e agli endocrini.

Patrimonio

Se esiste una storia familiare di questa condizione, è molto probabile che anche la donna ne soffra.

Abitudini della vita

Fumare, abbreviando la vita di circa due anni, porta anche a un clima che arriva prima del previsto. D'altra parte, è anche responsabile della sofferenza più intensa dei sintomi della menopausa.

Cause endocrine

Malattie endocrine fortemente legate al clima precoce perché entrambi i problemi dipendono dalla presenza o dall'assenza di ormoni. I più collegati a questo problema sono:

- Resistenza all'insulina

- Ovaie policistiche

- **Ipotiroidismo**

- **Malattia di Cushing**

- **Ipogonadismo**

- **Gigantismo o acromegalia**

Cause mediche

Alcune procedure mediche sono strettamente legate all'aspetto prematuro del climaterio. Sono:

Chemioterapia o radiazioni pelviche: i trattamenti antitumorali possono danneggiare la struttura dell'ovaio e far sì che smettano di produrre uova, temporaneamente o permanentemente.

Intervento chirurgico per la rimozione dell'utero: noto anche come isterectomia, questo intervento fa sì che le ovaie smettano di produrre uova circa due anni prima di quanto considerato in tempo.

Chirurgia per rimuovere le ovaie: l'effetto è immediato, poiché il livello ormonale diminuisce bruscamente con questa operazione. Le mestruazioni smettono di accadere e la menopausa arriva indipendentemente dall'età.

Capitolo 3

Sintomi comuni

L'uomo e la donna sono diversi e il loro modo di vivere il clima, sia precoce, precoce e normale, non fa eccezione. Ognuno di loro soffre di sintomi che possono avere una correlazione e possono anche essere trovati in determinati punti, ma sono diversi.

Sintomi comuni nell'uomo

- Demotivazione
- Mancanza di energia
- Perdita di forza muscolare
- Dormire dopo aver mangiato
- Perdita di capelli

Sintomi comuni nelle donne

- Disturbi mestruali
- vampate di calore
- Insonnia
- Stanchezza
- Depressione
- Irritabilità

Mentre è possibile per un uomo provare forte angoscia e desiderio di piangere inspiegabilmente, il più comune è che i sintomi di natura nervosa e psicologica si manifestano nelle donne, mentre gli uomini manifestano sintomi fisiologici.

Capitolo 4

Condizioni associate

Le condizioni che si verificano con l'arrivo del climaterio sono le seguenti:

Obesità: il metabolismo rallenta e si guadagna la massa corporea. Ciò è in parte dovuto alla diminuzione degli estrogeni e alla minore usura energetica associata all'età.
Ipertensione: la teoria più accettata è legata all'aumento della massa corporea, che aumenta la pressione per pompare il sangue al cuore.
Dislipidemia: la riduzione degli estrogeni significa che il sangue non viene più pulito efficacemente, in modo che qualsiasi alimento contenente lipidi che viene ingerito rimanga nel corpo causando danni.
Diabete: gli estrogeni hanno la funzione di mantenere puliti il sangue e le arterie e con i loro valori di zucchero e lipidi entro limiti normali. Diminuendo la sua presenza nel corpo, può verificarsi insulino-resistenza e portare al diabete.
Ipotiroidismo: a causa di cambiamenti ormonali, la tiroide inizia a fallire nelle sue funzioni e si spegne.
Demenza: i cambiamenti ormonali influenzano direttamente la psicologia. Pertanto, è comune passare dalle risate al pianto senza motivo. Se questi sintomi non vengono trattati, potrebbero portare alla demenza.

Capitolo 5

Urto

Osteoporosi: durante il climaterio è quando si perde più massa ossea. Ciò comporta rischi di rottura. Tuttavia, ci sono modi naturali per invertire questo processo e condurre una vita completamente sana. Innanzitutto, si raccomanda di esercitare una ginnastica localizzata a basso impatto. Questo tipo di routine di attività fisica fa crescere il muscolo, quindi protegge e rigenera la massa ossea. Contrariamente alla teoria del modo migliore per ottenere il calcio è attraverso i latticini, l'ultima ricerca è propensa a una dieta vegana. Alcune verdure contengono più del doppio del calcio rispetto ai prodotti lattiero-caseari. Un esempio molto chiaro di questo è il prezzemolo. Infine, poiché il caffè è un potente agente decalcificante, si consiglia di evitarlo.

Cardiopatia ischemica: il deterioramento e la possibile ostruzione delle arterie coronarie ha una soluzione di metodi naturali. Si raccomanda una routine aerobica e l'eliminazione dei comportamenti sedentari sul lavoro e nel tempo libero. Dopo due mesi dall'inizio del programma di esercizi, inizierai a notare i miglioramenti.

Infertilità: l'infertilità totale è per le donne, mentre gli uomini vedono diminuire la loro capacità di allevare. Queste sono conseguenze dirette del clima e sono irreversibili. Una volta che le uova smettono di produrre, non c'è più modo di essere di nuovo fertili.

Disfunzione sessuale: la perdita di potenza e il desiderio sessuale associati al climaterio possono essere ripristinati attraverso alimenti che aumentano la libido e consentono un migliore afflusso di sangue ai genitali maschili. Tra questi troviamo cipolla, frutti di mare e zenzero.

Depressione: i cambiamenti ormonali influenzano la psicologia femminile e maschile. Fortunatamente, ci sono misure che possono essere prese per contrastare gli effetti della sensazione di estrema tristezza causata dalla depressione. Praticare uno sport che ci motiva, fare nuove amicizie e rimanere in stretto contatto con quelli che già abbiamo e ricevere la luce solare sono tre misure di base per iniziare questa nuova fase della vita.

Capitolo 6

Trattamenti

Farmaci

Terapia sostitutiva dell'ormone andropausa:

Nel clima maschile, i sintomi principali derivano dalla diminuzione dei livelli di testosterone, che è l'ormone maschile per eccellenza. Quando questo ormone è basso, i sintomi si traducono principalmente in disturbi della funzione sessuale. La terapia ormonale sostitutiva in questo caso si basa sulla somministrazione di testosterone o suoi analoghi per ripristinare questi livelli e ripristinare la funzione maschile. Sono attualmente disponibili i seguenti preparati:

Esteri di testosterone (questi esteri di enantato): si tratta di una preparazione oleosa per somministrazione intramuscolare ogni 21 giorni poiché viene lentamente assorbito.

Testosterone undecanoato: è anche uno degli esteri del testosterone ma viene somministrato per via orale più volte al giorno perché il suo metabolismo è rapido. Ci sono presentazioni più lente disponibili nelle iniezioni.

Testosterone transdermico: questo tipo di testosterone viene somministrato direttamente sulla pelle in gel o cerotti. I gel sono preferiti da applicare alle ascelle, alle spalle e all'addome, al mattino presto e dovresti aspettare almeno 6 ore per bagnare la zona. È un trattamento che consente il rilascio costante di testosterone dalla pelle al sangue, raccomandato nei pazienti di età superiore ai 40 anni.

Il testosterone deve essere somministrato con cautela, poiché i suoi effetti collaterali comprendono problemi cardiaci e patologie prostatiche.

Terapia per il clima femminile:

Il trattamento della menopausa dipenderà da come il paziente vive questa esperienza. Se i sintomi non sono fastidiosi o danneggiano la qualità della vita, la terapia si basa su misure non farmacologiche come: promuovere una dieta sana priva di grassi e condimenti, eseguire attività fisica aerobica come ginnastica o ciclismo su base regolare, evitare abitudini sano come fumare o bere alcolici e caffè in eccesso, controllare altre malattie che soffrono di ipertensione, eseguire test regolari per l'osteoporosi e il cancro al seno e mantenere un atteggiamento positivo nei confronti della vita.

Tuttavia, se i sintomi sono fastidiosi per i pazienti, si raccomanda una terapia ormonale sostitutiva. Questo dovrebbe iniziare con la dose minima efficace ed è finalizzato al trattamento dei sintomi vasomotori (vampate di calore) e dell'urogenitale (vaginite, prurito, infiammazione) a causa della carenza di estrogeni.

La terapia con estrogeni è raccomandata nelle donne prima dei 60 anni, nonché per brevi periodi di tempo, in quanto è associata a determinati rischi come l'aumento dell'incidenza di carcinoma mammario e dell'endometrio.

Combinazioni di:

Estrogeni da soli: riducono i sintomi di dolore, vampate di calore, vampate di calore, prurito e infezioni vaginali e migliorano l'osteoporosi.

Estrogeni e progestinici: hanno gli stessi effetti estrogenici già descritti. I progestinici combinati vengono utilizzati quando la donna non è stata isterectomizzata, per contrastare gli effetti degli estrogeni in eccesso.

Tibolone: è un farmaco che entra nel corpo e si trasforma in estrogeni, progestinici e derivati androgeni. È usato per trattare i sintomi della carenza di estrogeni in menopausa, come sudorazione, vampate di calore, alterazioni della libido e dell'umore.

Tra i possibili effetti collaterali possiamo trovare disturbi visivi, prurito, vomito, edema, aumento di peso, aumento del rischio cardiovascolare, dislipidemia e aumento del rischio di ostruzione venosa (trombosi).

Interventi chirurgici

Ultimamente c'è stato un forte avvento di interventi chirurgici legati alla lotta contro gli effetti visibili della menopausa. Evidenziamo quanto segue:

Estetica: il corpo smette di produrre collagene, quindi la pelle è raffinata e si verifica l'effetto rilassamento. Per invertirlo ci sono interventi di ringiovanimento del viso e del collo. Attraverso tecniche di sollevamento o iniezione, l'aspetto lussureggiante viene restituito al viso.

Impianti per capelli: poiché quelli che perdono più capelli sono uomini, si rivelano i clienti più numerosi di questo trattamento. Consiste nell'impiantare i capelli dalle aree popolate della testa a quelli che hanno perso i capelli. L'anestesia locale viene utilizzata per eseguire. I disturbi che sono stati riscontrati come conseguenza di questo trattamento sono le infezioni e l'aggravamento del problema della calvizie se non viene eseguita una consultazione preliminare di valutazione del paziente.

Genitali: hanno uno scopo sia estetico che funzionale. Mentre migliorano l'aspetto visibile dei genitali, risolvono anche problemi come l'incontinenza urinaria. Aiutano a migliorare l'autostima grazie a un aspetto giovane nella zona. Gli uomini possono anche eseguire più interventi di chirurgia estetica genitale, tra cui l'ingrandimento e l'ispessimento del pene, nonché il sollevamento scrotale, tra le altre opzioni. I benefici si concentrano su una migliore funzione sessuale, mentre i rischi potrebbero essere esattamente l'opposto: perdita della sensazione genitale, sia negli uomini che nelle donne, a causa di danni ai nervi nell'area.

Capitolo 7

Attività fisica

Ogni fase della vita ha il suo fascino e le sue sfide. La buona notizia è che l'esercizio fisico può accompagnarci in tutti loro. Dobbiamo solo fare attenzione a crearne uno adatto al momento che stiamo attraversando. Il climaterio è accompagnato da alcune limitazioni nell'esecuzione degli esercizi che fino ad ora conoscevamo. Ma non si tratta di abbandonarli, ma di adattarli alla nostra nuova vita.

Perché l'esercizio sia efficace in modo permanente, deve essere eseguito ogni giorno, almeno cinque giorni alla settimana e per almeno quaranta minuti.

Possibilità di mobilità

Poiché la velocità di risposta del corpo diminuisce, si raccomandano esercizi che possono essere eseguiti al proprio ritmo. Tra questi segnaliamo:

- Camminare
- Nuotare
- Zumba
- Ginnastica localizzata
- Bicicletta fissa
- Sollevamento pesi
- Esercizi addominali

Complicanze e malattie associate

Le stesse malattie della menopausa possono significare un impedimento all'esercizio fisico. Tra questi ci sono:

• Osteoporosi
• Vampate di calore
• Insonnia

Prendere in considerazione questi fattori ci aiuterà ad essere prudenti quando si entra in una sessione di allenamento. Innanzitutto, l'osteoporosi può causare fratture ossee, quindi non sceglieremo una lezione di aerobica saltata o una lezione di danza molto impegnativa. Per evitare vampate di calore, dobbiamo essere pronti ad allenarci con piccoli vestiti. L'errata convinzione che il mantello ci faccia perdere peso in più a causa dell'eccessiva sudorazione, ci porta a riscaldarci eccessivamente nell'area del torace e delle braccia. Questa decisione ci porterà solo a soffocare e a interrompere la sessione di allenamento. Un altro fattore è sempre ben idratato. Infine, per evitare l'insonnia, dobbiamo usare l'esercizio a nostro favore. Il modo per raggiungere questo obiettivo è esercitarsi preferibilmente di notte e non bere mai una bevanda isotonica per idratarsi, poiché ci eccita troppo, ma l'acqua sarà la nostra migliore compagnia.

Benefici con le routine combinate di cardio, resistenza, elasticità e flessibilità

L'esercizio dovrebbe essere concepito come una pratica olistica, in modo che le quattro abilità principali debbano essere presenti. Aerobica dovrebbe essere ogni giorno, così come quelli di elasticità e flessibilità, mentre due volte a settimana sono sufficienti per la resistenza, poiché comporta il sollevamento pesi e il corpo ha la necessità di recuperare.

I benefici dell'attività fisica in questa fase della vita sono molteplici:

- Migliora l'umore e aumenta l'autostima
- Aumenta l'agilità e il coordinamento (inclusa la coordinazione cerebrale)
- Aiutarti a dormire meglio
- Aumenta la capacità polmonare
- Tiene a bada il peso
- Migliora la salute della pelle
- Regola il transito intestinale
- Previene le malattie cardiovascolari
- Previene l'osteoporosi

Capitolo 8

Misure dietetiche

Adottare misure dietetiche per transitare il climaterio è qualcosa che ci aiuterà a prevenire le malattie, ad alleviare i sintomi degli altri che sono installati e a migliorare uno stato d'animo che non sempre vuole accompagnarci.

Afrodisiaci

Gli afrodisiaci hanno il compito di restituire il desiderio sessuale alle persone che lo hanno perso per ragioni fisiche o emotive. Sono molto efficaci, tuttavia, dobbiamo tenere presente che non sostituiscono l'amore, ma piuttosto lo esaltano. Quindi, senza amore, l'effetto è limitato. Gli afrodisiaci più popolari sono:

- **Maca andina**
- **Ginseng**
- **caffè**
- **Cioccolato (con cacao)**
- **Date**
- **Noci**
- **Zafferano**
- **Pappa reale**
- **Menta**

Dieta equilibrata

La dieta equilibrata non è quella che ha carenze di carboidrati o calorie, ma quella che include tutto nella sua giusta misura. Cosa dovrebbe includere una dieta con queste caratteristiche:

Carboidrati: forniscono energia

Proteine: formano la massa muscolare e ripristinano i tessuti

Grassi insaturi e polinsaturi: trasportano vitamine e ci puliscono dal colesterolo cattivo

Vitamine e minerali: fanno funzionare in modo ottimale i sistemi del nostro corpo.

Diete rigeneranti

Sono quelli che includono antiossidanti naturali, che contrastano l'effetto dei radicali liberi. Tali antiossidanti si trovano in:

- Arance
- Mango
- Carote
- Zucca
- Patata dolce
- Zucchine
- Broccoli
- Noci
- Semi
- Spinaci
- Cavolo
- Verdure a foglia verde
- Latte
- Burro
- Uova
- Pompelmo rosa
- Pomodori
- Anguria
- Cereali
- Papaya
- Fragole
- Pesce

- Pane integrale
- Kiwi

Fitoormoni naturali

Sono un'alternativa sempre più accettata alla terapia ormonale sostitutiva, a causa dei rischi di cancro che contiene. I fitoormoni sono ormoni vegetali che svolgono le funzioni che estrogeno e testosterone, che smettono di produrre nelle quantità necessarie nel climaterio, svolgono nel nostro corpo. Li possiamo trovare in::

- Soia
- Cereali
- Bacche di Schisandra
- Tè verde
- Luppolo

Preparazioni più raccomandate

Il modo in cui prepariamo il cibo è essenziale per utilizzare meglio i nutrienti. Alcuni consigli per trarne il massimo sono:

Scegli frutta e verdura di stagione
Non filtrare legumi e verdure, ma utilizzare solo acqua per essere assorbito
Cuocere al dente
Tagliare o grattugiare frutta e verdura fresca da consumare al momento

Esempi di menu

Colazione: pane integrale con formaggio e una tazza di yogurt

Pranzo: pesce con patate e patate dolci al forno

Spuntino: torta di formaggio a base di dolcificante naturale; tè verde

Cena: spezzatino di carote, broccoli e porri, bollito in salsa di pomodoro

Ricette culinarie attraenti e salutari

Funghi e zucchine saltati

- 1 lattina di piccoli funghi
- 1 spicchio d'aglio
- ½ cipolla
- 1 zucchine
- olio d'oliva
- pepe di cayenna

Tagliare l'aglio in piccoli pezzi senza la parte centrale. Taglia la cipolla in brunoise e zucchine a dadini con la pelle. Taglia i funghi a metà. Scaldare l'olio d'oliva in uno in una padella. Metti l'aglio e la cipolla fino a quando diventano appena dorati. Aggiungi i funghi. Infine, aggiungi le zucchine e lasciale cuocere fino a quando non saranno tenere. Spegni il fuoco e aggiungi il pepe di Cayenna

Insalata di crescione, anguria, melone e avocado

Quantità richieste di crescione, anguria, melone e avocado.

Devi solo cubare i frutti, rimuovere i semi e metterli in una ciotola. Aggiungere il crescione e cospargere con il succo di limone.

Capitolo 9

Vitamine e minerali

C'è un certo gruppo di vitamine e minerali che devono essere presenti nella dieta climaterica. Aiutano il corretto funzionamento del sistema ormonale, nell'umore e nella prevenzione delle malattie associate a questo periodo.

Vitamine

Vitamina C
Vitamina E

La vitamina C aiuta a produrre estrogeni e la vitamina E riduce le vampate di calore, controlla la sudorazione e combatte l'ansia che porta all'insonnia.

Minerali

Calcio - la quantità corretta per le donne nel clima è tra 1.200 e 1.500 mg al giorno per prevenire l'osteoporosi.

Alimenti con vitamina C.

- Cachi
- Aglio
- Fragole
- Agrumi
- bacche di acerola
- Ribes nero
- Kiwi
- Guava
- Peperoni

- Papaya
- Melone
- Amalaki
- Cavoletti di Bruxelles

Alimenti con vitamina E

- Verdure a foglia verde
- Noci
- Olio di semi di grano, cartamo, mais, soia e girasole
- Semi

Alimenti con calcio

- Latticini
- Noci
- Verdure a foglia verde
- Kiwi
- Fragole
- Lamponi
- Brevas
- Figg
- Prugne
- Limoni
- Ribes
- Papaya
- Pesce azzurro
- Gamberi
- Tofu
- Semi
- Uova

Capitolo 10

Piante medicinali

Piante benefiche

Le piante che ci avvantaggiano durante il clima sono quelle in grado di contrastare le malattie associate a questo stadio, oltre a controllare la nostra funzione ormonale e controllare sintomi come vampate di calore e tristezza.

Piante brucia grassi

- Ginseng
- pepe di cayenna
- Tarassaco
- pepe nero
- Curcuma
- Senape
- Cannella
- Cardamomo
- Zenzero
- Cumino

Piante che stimolano gli ormoni

- Tarassaco
- Prezzemolo
- Sarsaparilla
- Kelp
- Erba medica

Piante contro la tristezza

- Melisa
- Erba di San Giovanni
- Ginseng
- Valeriana
- Ylangylang
- Lavanda
- Camomilla
- Papavero
- Estragone
- Salvia

Le piante si addormentano

- Passiflora
- Linden
- Camomilla
- Rosmarino
- menta
- Melissa
- Lavanda
- Melissa
- Valeriana
- Ginseng

Piante che forniscono energia

- Rosmarino
- Aloe Vera
- Yerba mate
- Infuso di ginseng e cannella
- Guaranà

Piante per vampate di calore

- Trifoglio di prato
- Salvia
- Cimicifuga
- Luppolo

Piante per disturbi mestruali

- Chasteberry
- Enagra
- Borsa da pastore
- Cimicifuga
- Chia

Capitolo 11

Integratori naturali

Alcune aziende, come Life, creano integratori a base di prodotti naturali. Il vantaggio è che puoi ottenere tutti i nutrienti necessari in una singola capsula. Inoltre, la concentrazione dei componenti significa che non è necessario integrare il consumo di questi nutrienti con altri alimenti.

Evo whey Protein: è un concentrato di proteine del siero di latte. Genera energia, fornisce forza e potenza alla formazione della massa muscolare. A sua volta, attiva il metabolismo in modo da accelerare e adempiere alle principali funzioni che gli corrispondono.

Sono Protein Isolate 2.0: è una proteina vegetale di semi di soia isolata. Aiuta lo sviluppo muscolare, quindi migliorerà la qualità dei nostri esercizi fisici, ci permetterà di sollevare più peso, saremo più forti e bruceremo più calorie.

Vitamina D3 4000 UI: è un concentrato di vitamina D che viene fornito in perle. Fornisce la forza muscolare necessaria per poter migliorare negli esercizi fisici, qualcosa di vitale in menopausa.

Ultra Omega-3: fornisce acidi grassi omega 3. Aiuta il cervello a funzionare correttamente, mantiene i livelli di colesterolo nel sangue controllati e aiuta con la vista.

Capitolo 12

Terapie alternative

Se preferiamo trattamenti naturali e lontano dalla medicina tradizionale con le sue procedure e i suoi farmaci, possiamo optare per una terapia alternativa per aiutarci a gestire i sintomi del clima.

Terapie comportamentali

Tecniche di esposizione: il paziente si trova di fronte al fattore che provoca paura. Serve per combattere le fobie e l'ansia.

Desensibilizzazione sistematica: cerca di combattere l'ansia generando comportamenti che ne impediscono il verificarsi.

Ristrutturazione cognitiva: i pensieri del paziente vengono modificati in modo da alleviare i suoi disturbi psicologici allontanandoli.

Controllo dello stress

• Terapia della risata
• Aromaterapia
• Infusioni
• Meditazione
• Yoga
• Crioterapia (usa il freddo per stimolare il corpo a rilasciare serotonina, endorfine e dopamina)

- Pressoterapia (utilizza la tecnica del massaggio a compressione d'aria per riposare gli arti)

Terapie di rilassamento

- Respirazione con il diaframma
- Meditazione
- Immaginazione guidata
- Mindfulness

Controllo dell'ansia

- Aromaterapia
- Omeopatia
- Terapia della risata
- Fiori di Bach
- Fitoterapia

Controllo della depressione

Integratori alimentari (magnesio, vitamina B, grassi Omega 3)
Terapia della luce (il paziente deve essere esposto alla luce solare)
Esercizio fisico

Immagine del corpo

- Accetta il corpo stesso
- Fai un elenco di aspetti positivi del tuo corpo
- Circondati di persone che ti accettano e ti rispettano
- Tratta il tuo corpo con rispetto, iniziando dal cibo

Stima di sé

- Reiki
- cromoterapia

- Aromaterapia
- Terapia della risata
- Abracoterapia

Terapia occupazionale

Si tratta di mantenere occupata e intrattenuta la persona che ha un qualche tipo di limitazione, sia fisica che cognitiva. Si concentra sul miglioramento delle capacità della persona in modo che si sentano in grado di reintegrarsi nel mondo sociale e lavorativo.

Referencias por temas y capítulos

Argomento I. Diabete

Capitolo 1. Definizione
https://www.who.int/es/news-room/fact-sheets/detail/diabetes
https://kidshealth.org/es/kids/type1-esp.html

Capitolo 2. Cause più frequenti
https://www.niddk.nih.gov/health-information/informacion-de-la-salud/diabetes/informacion-general/sintomas-causas
http://www.diabetes.org/es/informacion-basica-de-la-diabetes/diabetes-gestacional/que-es-la-diabetes-gestacional.html
http://www.cadime.es/es/noticia.cfm?iid=hiprglucemias-medicamentos#.XQFkk9IzaM8

Capitolo 3. Sintomi più comuni
https://es.wikipedia.org/wiki/Polidipsia
https://www.msdmanuals.com/es/professional/trastornos-urogenitales/s%C3%ADntomas-de-los-trastornos-urogenitales/poliuria
https://www.semiologiaclinica.com/index.php/articlecontainer/motivosdeconsulta/126-polifagia
https://www.mayoclinic.org/es-es/diseases-conditions/itchy-skin/diagnosis-treatment/drc-20355010
https://www.niddk.nih.gov/health-information/informacion-de-la-salud/diabetes/informacion-general/sintomas-causas

Capitolo 4. Condizioni relative alla mancanza di controllo
https://www.mayoclinic.org/es-es/diseases-conditions/yeast-infection/symptoms-causes/syc-20378999

https://cuidateplus.marca.com/enfermedades/urologicas/balanitis.html
https://medlineplus.gov/spanish/ency/article/000521.htm
http://www.diabetes.org/es/vivir-con-diabetes/complicaciones/complicaciones-en-la-piel.html
http://www.diabetes.org/es/vivir-con-diabetes/tratamiento-y-cuidado/higiene-y-salud-bucal/la-diabetes-y-los-problemas-de-salud-bucal.html

Capitolo 5. Conseguenze naturali, prevenzione e raccomandazioni per controllarli
https://www.mayoclinic.org/es-es/diseases-conditions/peripheral-neuropathy/symptoms-causes/syc-20352061
https://cuidateplus.marca.com/enfermedades/ginecologicas/disfuncion-sexual-femenina.html
https://www.niddk.nih.gov/health-information/informacion-de-la-salud/enfermedades-urologicas/disfuncion-erectil/prevencion
https://cuidateplus.marca.com/enfermedades/urologicas/impotencia-disfuncion-erectil.html
http://www.kidneyfund.org/en-espanol/enfermedad-de-los-rinones/tipos/enfermedad-de-los-rinones-cronica.html
http://www.revcardiologia.sld.cu/index.php/revcardiologia/article/view/566/723
https://fundaciondelcorazon.com/informacion-para-pacientes/enfermedades-cardiovasculares/cardiopatia-isquemica.html
https://medlineplus.gov/spanish/diabeticfoot.html
https://medlineplus.gov/spanish/diabeticfoot.html
http://www.hoy.com.ec/remedios-caseros-para-la-disfuncion-erectil/
https://www.kidney.org/es/atoz/content/como-afecta-al-cuerpo-la-insuficiencia-renal
https://holadoctor.com/es/%C3%A1lbum-de-fotos/10-remedios-naturales-para-el-coraz%C3%B3n
https://mejorconsalud.com/preparar-5-remedios-naturales-las-ulceras-del-pie-diabetico/

Capitolo 6. Trattamenti
https://es.familydoctor.org/medicamentos-orales-para-la-diabetes/
http://cirugiavascularactual.blogspot.com/2007/08/pie-diabtico-clasificacin-etapificacin.html
http://www.diabetes.org/es/vivir-con-diabetes/tratamiento-y-cuidado/transplantes/trasplante-de-pncreas.html

Capitolo 7
https://www.elsevier.es/es-revista-avances-diabetologia-326-articulo-efecto-del-ejercicio-fisico-sobre-S1134323012000385
https://www.elsevier.es/es-revista-endocrinologia-nutricion-12-articulo-impacto-actividad-fisica-sobre-el-S1575092210000525
https://www.webconsultas.com/ejercicio-y-deporte/ejercicio-y-enfermedad/ejercicios-recomendados-en-personas-con-diabetes
https://lopezdoriga.com/vida-y-estilo/diferencia-entre-flexibilidad-y-elasticidad/

Capitolo 8. Misure dietetiche
http://www.diabetes.org/es/alimentos-y-actividad-fisica/alimentos/que-voy-a-comer/comprension-de-los-carbohidratos/contar-carbohidratos.html
https://www.dietistasnutricionistas.es/indice-glucemico-la-carga-glucemica/
https://medlineplus.gov/spanish/ency/patientinstructions/000941.htm
http://www.diabetes.org/es/alimentos-y-actividad-fisica/alimentos/que-voy-a-comer/consejos-de-comidas/lea-detenidamente-las-etiquetas.html
https://www.mayoclinic.org/es-es/diseases-conditions/diabetes/in-depth/diabetes-diet/art-20044295
https://www.fundaciondiabetes.org/general/articulo/169/la-alimentacion-en-la-diabetes-tipo-2--plan-semanal-de-alimentacion
https://misrecetasparadiabeticos.com/ensaladas-diabeticos/

Capitolo 9. Vitamine e minerali
https://www.niddk.nih.gov/health-information/informacion-de-la-salud/diabetes/informacion-general/nutricion-alimentacion-actividad-fisica/conteo-carbohidratos
http://diabetesdietas.com/diabetes-minerales-vitaminas-reducen-la-diabetes/

Capitolo 10. Piante medicinali
https://www.cuerpomente.com/salud-natural/tratamientos/8-plantas-y-suplementos-que-protegen-frente-a-la-diabetes_161
https://mejorconsalud.com/7-hierbas-te-ayudan-tratar-la-diabetes-tipo-2/
https://www.saludnutricionbienestar.com/berberina-planta-diabetes/
https://holadoctor.com/es/%C3%A1lbum-de-fotos/10-hierbas-aliadas-contra-la-diabetes

Capitolo 11. Prodotti per diabetici approvati
http://fmdiabetes.org/marcas-avaladas/

Capitolo 12. Terapie alternative nella gestione del diabete
https://cuidateplus.marca.com/medicamentos/2016/03/03/homeopatia-que-sirve-109987.html
https://www.vix.com/es/imj/salud/2011/02/17/medicina-alternativa-para-la-diabetes
https://www.significados.com/ozonoterapia/
https://definicion.de/acupuntura/
https://www.botanical-online.com/medicina-natural/flores-bach-diabetes
http://www.redgdps.org/guia-de-diabetes-tipo-2-para-clinicos/6-educacion-terapeutica-en-diabetes-20180917
http://diabeweb.com/blog/18/apoyo-psicologico-diabetes
http://diabetesdietas.com/cuando-asistir-grupo-apoyo-la-diabetes/

Argomento II Obesità

Capitolo 1. Concetto
https://www.healthychildren.org/Spanish/health-issues/conditions/obesity/Paginas/body-mass-index-formula.aspxhttps://obymed.es/tipos-de-obesidad/

Capitolo 2. Cause più frequenti
https://www.elconfidencial.com/alma-corazon-vida/2016-10-06/medicamentos-engordan_1270838/
https://www.elsevier.es/es-revista-endocrinologia-nutricion-12-articulo-funcion-endocrina-obesidad-S1575092211002361
https://www.mayoclinic.org/es-es/diseases-conditions/cushing-syndrome/symptoms-causes/syc-20351310
https://www.sanitas.es/sanitas/seguros/es/particulares/biblioteca-de-salud/dieta-alimentacion/adelgazar-sobrepeso/hipotiroidismo-obesidad.html
https://www.mayoclinic.org/es-es/diseases-conditions/male-hypogonadism/symptoms-causes/syc-20354881
https://www.fesemi.org/informacion-pacientes/conozca-mejor-su-enfermedad/acromegalia-y-gigantismo
https://www.intramed.net/contenidover.asp?contenidoid=94048
http://obesidadinfantil.consumer.es/web/es/padres_obesos/1.php
https://www.elsevier.es/es-revista-endocrinologia-nutricion-12-articulo-obesidad-adipogenesis-resistencia-insulina-
https://laboratoriosniam.com/la-estrecha-relacion-entre-sop-y-obesidad/
https://www.mayoclinic.org/es-es/diseases-conditions/male-hypogonadism/symptoms-causes/syc-20354881

Capitolo 3. Sintomi più comuni
https://cuidateplus.marca.com/enfermedades/ginecologicas/amenorrea.html
https://kidshealth.org/es/teens/acanthosis-esp.html
https://portal.hospitalclinic.org/enfermedades/obesidad/sintomas
https://www.mayoclinic.org/es-es/diseases-conditions/stretch-marks/symptoms-causes/syc-20351139

Capitolo 4. Condizioni associate
https://www.cmed.es/actualidad/la-obesidad-y-sus-enfermedades-asociadas_306.html
https://vitaliv.app/esta-relacionado-el-exceso-de-colesterol-con-el-exceso-de-peso/
https://funcionales.es/obesidad-dietas-ricas-en-grasa-y-alteraciones-de-la-motilidad-intestinal
http://www.ilsoeducacion.com/150-litiasis-vesicular-y-obesidad
http://www.scielo.org.pe/scielo.php?script=sci_arttext&pid=S1025-55832017000200016
https://cuidateplus.marca.com/enfermedades/digestivas/colon-irritable.html
https://cuidateplus.marca.com/enfermedades/urologicas/litiasis-renal.html
https://www.revistanefrologia.com/es-obesidad-enfermedad-renal-consecuencias-ocultas-articulo-S0211699517300553

Capitolo 5. Conseguenze
https://medlineplus.gov/spanish/metabolicsyndrome.html
https://www.sdpnoticias.com/estilo-de-vida/2015/11/22/hablemos-de-la-osteoartrosis-artrosis-o-enfermedad-articular-degenerativa
https://mejorconsalud.com/6-consejos-para-eliminar-naturalmente-los-acrocordones/
https://www.salud.mapfre.es/enfermedades/dermatologicas/que-son-y-como-tratar-los-acrocordones/
https://www.mayoclinic.org/es-es/diseases-conditions/nonalcoholic-fatty-liver-disease/symptoms-causes/syc-20354567
http://chemocare.com/es/chemotherapy/side-effects/Hiperuricemia.aspx
https://www.webconsultas.com/salud-al-dia/esteatosis-hepatica/prevencion-de-la-esteatosis-hepatica
https://www.mayoclinic.org/es-es/diseases-conditions/metabolic-syndrome/symptoms-causes/syc-20351916

Capitolo 6. Trattamenti
https://medlineplus.gov/spanish/ency/patientinstructions/000346.htm
https://www.laparoscopic.md/es/questions/cirugia-bariatrica/cuales-son-los-posibles-efectos-secundarios-de-la-cirugia-bariatrica
https://cuidateplus.marca.com/belleza-y-piel/diccionario/lipoescultura.html
https://www.clinicasobesitas.com/obesidad/cirugia-plastica-obesidad/
https://www.hmhospitales.com/usuario-hm/apuntes-de-salud/cirugia-de-la-obesidad-(bariatrica)
https://www.mayoclinic.org/es-es/tests-procedures/bariatric-surgery/about/pac-20394258

Capitolo 7. Attività fisica
www.bbc.com/mundo/noticias/2015/08/150807_salud_recomendaciones_ejercicio_personas_sobrepeso_ig
https://www.clinicasobesitas.com/actualidad/ejercicio-fisico-adaptado-a-la-obesidad/
https://pierdepesoencasa.com/ejercicios-para-obesos-morbidos-sedentarios-casa/

Capitolo 8. Misure dietetiche
https://www.elsevier.es/es-revista-offarm-4-articulo-dietas-hipocaloricas-13070732
https://www.fundacionbengoa.org/informacion_nutricion/dietas-moda.asp
https://www.mayoclinic.org/es-es/healthy-lifestyle/nutrition-and-healthy-eating/in-depth/glycemic-index-diet/art-20048478
http://saludyalimentacion.consumer.es/obesidad/alimentos-aconsejados-permitidos-y-limitados
https://encolombia.com/libreria-digital/lmedicina/obesidad-carta/obesicart-gc-capitulo14a/

https://www.hogarmania.com/cocina/recetas/pescados-mariscos/201803/salmonetes-setas-tomates-39424.html

Capitolo 9. Vitamine e minerali
https://myemail.constantcontact.com/LA-CARENCIA-DE-VITAMINAS-Y-MINERALES-INFLUYE-PARA-LA-OBESIDAD-EN-ADULTOS.html?soid=1116729122843&aid=eNYZOiXSYkc
https://www.clinicabaviera.com/blog/mundo-bavieraconoce-que-alimentos-tienen-vitamina-a/
https://www.eldiario.es/consumoclaro/comer/frutas-verduras-vitamina-C-naranjas_0_810869830.html
https://www.crbard.com/vab-guide/El-Blog-de-BAV/VitaminaE-beneficios-y-alimentos
https://www.hola.com/cocina/nutricion/200905228505/minerales/calcio/hierro/
https://rpp.pe/lima/actualidad/fortalece-tus-huesos-con-alimentos-ricos-en-calcio-y-vitamina-d-noticia-633557

Capitolo 7. Attività fisica
www.bbc.com/mundo/noticias/2015/08/150807_salud_recomendaciones_ejercicio_personas_sobrepeso_ig
https://www.clinicasobesitas.com/actualidad/ejercicio-fisico-adaptado-a-la-obesidad/
https://pierdepesoencasa.com/ejercicios-para-obesos-morbidos-sedentarios-casa/

Capitolo 8. Misure dietetiche
https://www.elsevier.es/es-revista-offarm-4-articulo-dietas-hipocaloricas-13070732
https://www.fundacionbengoa.org/informacion_nutricion/dietas-moda.asp
https://www.mayoclinic.org/es-es/healthy-lifestyle/nutrition-and-healthy-eating/in-depth/glycemic-index-diet/art-20048478
http://saludyalimentacion.consumer.es/obesidad/alimentos-aconsejados-permitidos-y-limitados

https://encolombia.com/libreria-digital/lmedicina/obesidad-carta/obesicart-gc-capitulo14a/
https://www.hogarmania.com/cocina/recetas/pescados-mariscos/201803/salmonetes-setas-tomates-39424.html

Capitolo 9. Vitamine e minerali
https://myemail.constantcontact.com/LA-CARENCIA-DE-VITAMINAS-Y-MINERALES-INFLUYE-PARA-LA-OBESIDAD-EN-ADULTOS.html?soid=1116729122843&aid=eNYZOiXSYkc
https://www.clinicabaviera.com/blog/mundo-bavieraconoce-que-alimentos-tienen-vitamina-a/
https://www.eldiario.es/consumoclaro/comer/frutas-verduras-vitamina-C-naranjas_0_810869830.html
https://www.crbard.com/vab-guide/El-Blog-de-BAV/VitaminaE-beneficios-y-alimentos
https://www.hola.com/cocina/nutricion/200905228505/minerales/calcio/hierro/
https://rpp.pe/lima/actualidad/fortalece-tus-huesos-con-alimentos-ricos-en-calcio-y-vitamina-d-noticia-633557

Capitolo 10. Piante medicinali
https://www.hogarmania.com/salud/salud-familiar/remedios-naturales/201610/plantas-medicinales-ayudan-quemar-grasa-33845.html
https://mejorconsalud.com/11-mejores-plantas-para-bajar-de-peso/
https://www.portalsalud.com/hierbas-para-la-resistencia-a-la-insulina_13125095/
https://www.hogarmania.com/salud/salud-familiar/remedios-naturales/201610/plantas-medicinales-ayudan-quemar-grasa-33845.html
https://www.salud180.com/salud-z/plantas-medicinales-contra-la-obesidad

Capitolo 11. Integratori naturali

https://as.com/deporteyvida/2017/06/20/portada/1497954710_295576.html
https://imeoobesidad.com/blog/suplementos-dieteticos-perder-peso/

Capitolo 12. Terapie alternative
https://www.salud180.com/salud-dia-dia/5-terapias-para-controlar-el-estres
https://www.lanacion.com.ar/ciencia/dos-terapias-permiten-corregir-una-imagen-corporal-distorsionada-nid1252757
https://cuidateplus.marca.com/enfermedades/psiquiatricas/trastorno-por-atracon.html
https://medlineplus.gov/spanish/ency/patientinstructions/000874.htm
https://www.efe.com/efe/espana/gente/hedonismo-alimentario-el-placer-por-comer-productos-saludables/10007-2885261
https://www.elsevier.com/es-es/connect/estudiantes-de-ciencias-de-la-salud/tecnicas-cognitivo-conductuales-para-afrontar-el-estres-de-los-examenes
https://cuidateplus.marca.com/belleza-y-piel/diccionario/risoterapia.html
https://cnnespanol.cnn.com/2017/10/17/8-claves-para-acabar-con-la-adiccion-a-los-carbohidratos/

Argomento III. Tiróide
Capitolo 1. Concetto
https://medlineplus.gov/spanish/thyroiddiseases.html
https://medlineplus.gov/spanish/hypothyroidism.html
https://www.mayoclinic.org/es-es/diseases-conditions/hashimotos-disease/symptoms-causes/syc-20351855
https://medlineplus.gov/spanish/hyperthyroidism.html
https://medlineplus.gov/spanish/ency/article/001178.html

Capitolo 2. Cause più frequenti
https://www.cuidatutiroides.com/t/hipotiroidismo_hereditarios/

https://www.mayoclinic.org/es-es/diseases-conditions/hyperthyroidism/symptoms-causes/syc-20373659

Capitolo 3. Sintomi più comuni
https://www.mayoclinic.org/es-es/diseases-conditions/hypothyroidism/symptoms-causes/syc-20350284
https://cuidateplus.marca.com/enfermedades/digestivas/hipertiroidismo.html
https://www.mayoclinic.org/es-es/diseases-conditions/hashimotos-disease/symptoms-causes/syc-20351855
https://www.mayoclinic.org/es-es/diseases-conditions/goiter/symptoms-causes/syc-20351829

Capitolo 4. Condizioni associate
https://www.navarrozarza.com.mx/?p=420
https://www.sanitas.es/sanitas/seguros/es/particulares/biblioteca-de-salud/prevencion-salud/tiroides-depresion.html
https://www.mayoclinic.org/es-es/diseases-conditions/secondary-hypertension/symptoms-causes/syc-20350679
https://www.mayoclinic.org/es-es/diseases-conditions/hypothyroidism/expert-answers/hypothyroidism/faq-20057789
https://espanol.mercola.com/boletin-de-salud/muchos-sintomas-que-sugieren-una-tiroides-lenta.aspx

Capitolo 5. Conseguenze
https://www.informajoven.org/info/salud/K_7_4.asp
https://comerparavenceralcancer.com/2018/09/25/los-alimentos-basicos-para-vencer-al-cancer/
https://www.cancer.org/es/cancer/cancer-de-tiroides/causas-riesgos-prevencion/prevencion.html
https://www.elsevier.es/es-revista-revista-medica-clinica-las-condes-202-articulo-disfuncion-tiroidea-y-corazon-
https://www.cuerpomente.com/salud-natural/terapias-naturales/como-prevenir-tiroiditis_2181
https://medlineplus.gov/spanish/ency/article/000683.html

https://mejorconsalud.com/bebidas-tratar-hipertiroidismo/
https://www.tuasaude.com/es/remedios-caseros-para-el-hipotiroidismo/
https://www.evafertilityclinics.es/novedades-inseminacion-artificial/tiroides-y-fertilidad-femenina/

Capitolo 6. Trattamenti
https://www.hormone.org/pacientes-y-cuidadores/medicines-for-hypothyroidism
https://www.cancer.org/es/cancer/cancer-de-tiroides/despues-del-tratamiento/cuidado-de-seguimiento.html
https://medlineplus.gov/spanish/ency/article/002933.htm
https://www.radiologyinfo.org/sp/info.cfm?pg=radioiodine
https://www.cun.es/enfermedades-tratamientos/cuidados-casa/cuidados-tras-yodo-radiactivo
https://www.barnaclinic.com/blog/cirugia-de-tiroides/cuidados-en-casa-cirugia-de-tiroides/
https://www.cancer.org/es/cancer/cancer-de-tiroides/tratamiento/yodo-radioactivo.html
https://www.barnaclinic.com/blog/cirugia-de-tiroides/complicaciones-frecuentes-cirugia-de-tiroides/

Capitolo 7. Attività fisica
http://scielo.sld.cu/scielo.php?script=sci_arttext&pid=S0864-03002017000300013
https://www.portalsalud.com/ejercicio-afecta-produccion-info_7609/
https://www.barnaclinic.com/blog/cirugia-de-tiroides/recuperacion-cirugia-tiroides-reposo/

Capitolo 8. Misure dietetiche
https://www.tuasaude.com/es/dieta-para-la-intolerancia-a-la-lactosa/
https://www.aecat.net/consejos-practicos/terapiacon-yodo-radioactivo/dieta-baja-en-yodo-y-otras-recomendaciones/

https://www.mayoclinic.org/es-es/diseases-conditions/lactose-intolerance/symptoms-causes/syc-20374232
https://www.cuerpomente.com/alimentacion/dieta-terapeutica/recetas-equilibrar-tiroides-hormonas_1778
https://belleza.trendencias.com/?utm_source=bebesymas&utm_medium=network&utm_campaign=favicons
http://www.contigosalud.com/menu-para-hipotiroidismo
https://positive.varilux.es/bienestar/intolerancia-gluten/
https://shawellnessclinic.com/es/shamagazine/recomendaciones-nutricionales-para-hipotiroidismo-e-hipertiroidismo/

Capitolo 9. Vitamine e minerali
https://www.infobae.com/salud/2018/05/25/hipo-e-hipertiroidismo-cuales-son-los-seis-nutrientes-esenciales-para-su-buen-funcionamiento/
https://www.alimente.elconfidencial.com/bienestar/2019-04-15/selenio-mineral-gran-poder-antioxidante_1867706/

Capitolo 10. Piante medicinali
https://www.promofarma.com/blog/salud-y-bienestar/4-plantas-para-aumentar-tus-defensas/
https://www.revistaciencias.unam.mx/es/160-revistas/revista-ciencias-15/1411-%C2%BFplantas-que-producen-cancer.html
https://es.wikipedia.org/wiki/Sustancias_t%C3%B3xicas_vegetales
https://rolloid.net/7-hierbas-naturales-tratar-los-problemas-tiroides/
http://www.consumer.es/web/es/alimentacion/aprender_a_comer_bien/enfermedad/2010/01/29/190795.php

Capitolo 11. Integratori naturali
https://laopinion.com/guia-de-compras/los-mejores-10-suplementos-para-el-cuidado-de-la-tiroides/

Capitolo 12. Terapie alternative

https://www.telesurtv.net/news/8-alternativas-para-disminuir-el-estres--20150922-0010.html
https://www.telesurtv.net/news/8-alternativas-para-disminuir-el-estres--20150922-0010.html
https://www.cuerpomente.com/blogs/come-limpio/ayuno-tipos-contraindicaciones_2542
https://gabinetedepsicologia.com/tratamiento-de-la-tristeza-psicologos-madrid-tres-cantos

Argomento IV Sindrome dell'ovaio policistico

Capitolo 1. Concetto
https://medlineplus.gov/spanish/ency/article/000369.html
https://kidshealth.org/es/teens/pcos-esp.html

Capitolo 2. Cause più frequenti
https://aesopspain.org/sop-y-hipotiroidismo/
https://medlineplus.gov/spanish/ency/article/000348.htm
https://www.msdmanuals.com/es/professional/trastornos-endocrinos-y-metab%C3%B3licos/trastornos-hipofisarios/gigantismo-y-acromegalia
https://es.familydoctor.org/condicion/resistencia-la-insulina/
https://kidshealth.org/es/teens/pcos-esp.html
https://www.hormone.org/audiences/pacientes-y-cuidadores/preguntas-y-respuestas/2010/sindrome-de-ovario-poliquistico

Capitolo 3. Sintomi più comuni
https://kidshealth.org/es/teens/pcos-esp.html
https://laboratoriosniam.com/la-estrecha-relacion-entre-sop-y-obesidad/
https://www.infosalus.com/enfermedades/ginecologia/ovarios-poliquisticos/que-es-ovarios-poliquisticos-62.html

Capitolo 4. Condizioni associate

http://www.scielo.br/scielo.php?pid=S0066-782X2010000500010&script=sci_arttext&tlng=es
https://www.elsevier.es/es-revista-revista-medica-clinica-las-condes-202-articulo-sindrome-de-ovario-poliquistico-en-S0716864016300633
https://www.crbard.com/vab-guide/Saber-mas/Palpacion-de-los-cambios-fibroquisticos-de-la-mama

Capitolo 5. Conseguenze a lungo termine
https://www.infosalus.com/asistencia/noticia-mujeres-sindrome-ovario-poliquistico-tienen-mayor-riesgo-sufrir-enfermedades-cardiovascular 20100519142806.html
http://cardiosalus.com/salud/reportajes/como-se-puede-prevenir-la-cardiopatia-isquemica.html
https://www.cuerpomente.com/blogs/come-limpio/sindrome-ovarios-poliquisticos_1638
https://www.organicfacts.net/remedios-caseros/sindrome-de-ovario-poliquistico.html?lang=es
https://mejorconsalud.com/tratamiento-natural-para-el-sindrome-de-los-ovarios-poliquisticos/
https://www.infosalus.com/salud-investigacion/noticia-mujeres-sindrome-ovario-poliquistico-tienen-doble-riesgo-ser-ingresadas-otros-trastornos-20150128094134.html

Capitolo 6. Trattamenti
https://espanol.womenshealth.gov/a-z-topics/polycystic-ovary-syndrome
https://medlineplus.gov/spanish/druginfo/meds/a699055-es.html
https://www.breastcancer.org/es/tratamiento/cirugia/preventiva_ovarios/preventiva_ovarios/durante
https://medlineplus.gov/spanish/assistedreproductivetechnology.html
https://www.breastcancer.org/es/tratamiento/cirugia/preventiva_ovarios/riesgos

Capitolo 7. Attività fisica
https://www.fisiologiadelejercicio.com/sindrome-de-ovario-poliquistico-y-entrenamiento-fisico/
https://www.adamedmujer.com/trastornos/ejercicio-fisico-para-mujeres-con-sindrome-de-ovarios-poliquisticos/

Capitolo 8. Misure dietetiche
https://youngwomenshealth.org/2006/05/15/nutricion-para-sopq/
https://www.directoalpaladar.com/ingredientes-y-alimentos/las-mejores-recetas-con-nueces-de-directo-al-paladar
https://laboratoriosniam.com/si-tienes-sop-estos-deliciosos-alimentos-seran-tus-mejores-amigos/
https://www.elespanol.com/cocinillas/recetas/verduras/20150422/brocoli-gratinado-jamon-queso-huevo-receta-facil/1000111038898_30.html
https://informalia.eleconomista.es/informalia/belleza/noticias/8578741/08/17/Toma-nota-estos-son-los-alimentos-para-combatir-el-acne-.html
http://www.diabetes.org/es/alimentos-y-actividad-fisica/alimentos/que-voy-a-comer/comprension-de-los-carbohidratos/indice-glucemico-y-diabetes.html
https://laboratoriosniam.com/si-tienes-sop-reduce-tus-niveles-de-testosterona-con-estos-5-alimentos/
http://muysaludable.sanitas.es/nutricion/dietas-hipocaloricas-consisten/
http://muysaludable.sanitas.es/nutricion/dietas-hipocaloricas-consisten/

Capitolo 9. Vitamine e minerali
https://www.facebook.com/AdiosQuistesDeOvario/photos/7-vitaminas-y-minerales-para-eliminar-el-sindrome-de-ovario-poliquisticovitamina/812927655559095/
https://www.hsnstore.com/blog/colina-e-inositol/
https://www.sabervivirtv.com/nutricion/alimentos-ricos-en-zinc-beneficios_1990/5
https://www.zonadiet.com/nutricion/cromo.html

https://ods.od.nih.gov/factsheets/VitaminD-DatosEnEspanol/
https://medlineplus.gov/spanish/ency/article/002404.html
https://www.oftalvist.es/blog/alimentos-ricos-vitamina-a-para-la-vista/

Capitolo 10. Piante medicinali
https://laboratoriosniam.com/si-tienes-sop-reduce-tus-niveles-de-testosterona-con-estos-5-alimentos/
https://www.mujerhoy.com/vivir/madres/201810/08/plantas-aumentan-fertilidad-601178454434-ga.html
https://culturacolectiva.com/estilo-de-vida/como-bajar-los-niveles-de-testosterona-si-eres-mujer
https://www.montevideo.com.uy/Mujer/Plantas-medicinales-para-regularizar-la-menstruacion-uc322492
https://www.enbuenasmanos.com/tratamientos-para-la-resistencia-a-la-insulina

Capitolo 11. Integratori naturali
https://www.amazon.es/NIAM-S-Ovario-Poliqu%C3%ADstico-C%C3%A1psulas/dp/B01EHSNIW2/ref=pd_lpo_sbs_121_t_0/260-3033207-7492715?_encoding=UTF8&psc=1&refRID=M6DQXEH1DAE2SR16TDYY
https://www.guiadesuplementos.es/melatonina/
https://miriamginecologia.com/blog/sindrome-de-ovarios-poliquisticos-parte-iv/
https://www.guiadesuplementos.es/acido-folico/

Capitolo 12. Terapie alternative
https://www.eluniversal.com.co/blogs/entendiendo-la-piel-con-wilmar-polo/terapias-alternativas-y-complementarias-en-tratamientos-cutaneos
https://www.todopapas.com/fertilidad/fertilidad-en-la-mujer/fertilidad-acupuntura-y-otras-terapias-alternativas-5615
https://www.vix.com/es/imj/salud/5334/las-mejores-terapias-alternativas-para-bajar-de-peso

https://mejorconsalud.com/tratamiento-natural-para-el-exceso-de-vello/
https://es.wikipedia.org/wiki/Fitoterapia
https://www.hedonai.com/tratamientos-faciales/acne/
https://www.hablandodehomeopatia.com/como-tratar-el-acne-con-medicamentos-homeopaticos/

Argomento V. Clima maschile e femminile

Capitolo 1. Concetto
https://definicion.de/climaterio/
https://cuidateplus.marca.com/sexualidad/diccionario/menopausia.html
http://www.scielo.org.bo/scielo.php?script=sci_arttext&pid=S1012-29662006000200011
https://www.msdmanuals.com/es/hogar/salud-femenina/trastornos-menstruales-y-sangrados-vaginales-an%C3%B3malos/menopausia-prematura
https://www.clinicalascondes.cl/BLOG/Listado/Ginecologia/Climaterio-y-Menopausia

Capitolo 2. Cause più frequenti
https://espanol.womenshealth.gov/menopause/early-or-premature-menopause

Capitolo 3. Sintomi più comuni
https://www.salud.mapfre.es/salud-familiar/hombre/recomendaciones/menopausia-masculina/
http://www.davila.cl/menopausia-y-climaterio-sintomas-y-tratamiento/

Capitolo 4. Condizioni associate
http://scielo.isciii.es/scielo.php?script=sci_arttext&pid=S0212-16112006000900001

195

https://www.mayoclinic.org/es-es/diseases-conditions/high-blood-pressure/expert-answers/menopause-and-high-blood-pressure/faq-20058406
https://www.sabervivir.es/familia-saludable/mujer/vigila-mas-tu-tiroides-en-la-menopausia
https://www.msdmanuals.com/es/hogar/trastornos-hormonales-y-metab%C3%B3licos/trastornos-relacionados-con-el-colesterol/dislipidemia-dislipemia
https://www.drfcarmona.com/menopausia/enfermedades-asociadas-la-menopausia/

Capitolo 5. Conseguenze
https://fundaciondelcorazon.com/ejercicio/ejercicio-fisico/3175-cardiopatia-isquemica.html
https://www.cuerpomente.com/salud-natural/consultorio/regenerar-masa-osea-osteoporosis-forma-natural_2792
https://mifarmaciaespana.com/tratamientos-naturales-para-la-disfuncion-erectil-una-solucion-efectiva-y-saludable/

Capitolo 6. Trattamenti
https://www.vademecum.es/enfermedad-menopausia+(climaterio+femenino)_424_3
https://www.clinicalascondes.cl/NOTICIAS/Andropausia,-el-bajon-hormonal-de-los-hombres
https://cuidateplus.marca.com/belleza-y-piel/medicina-estetica/2018/11/16/consecuencias-implantes-pelo-realizados-turquia-168131.html
https://www.20minutos.es/noticia/565418/0/cirugia/vaginal/riesgos/
https://espanol.womenshealth.gov/menopause/menopause-treatment
https://www.todopapas.com/medicamentos/hormonas/progyluton
https://www.webconsultas.com/belleza-y-bienestar/tratamientos-esteticos/que-es-la-c
https://vilarovira.com/cirugia-genital-masculina/

https://medlineplus.gov/spanish/druginfo/meds/a601041-es.html
https://www.diariofemenino.com/articulos/salud/menopausia/cirugia-estetica-durante-la-etapa-de-la-menopausia/

Capitolo 7. Attività fisica
https://www.webconsultas.com/ejercicio-y-deporte/ejercicio-en-las-etapas-de-la-vida/ejercicios-appropriate-en-la-menopausia-1937
https://www.webconsultas.com/ejercicio-y-deporte/ejercicio-en-las-etapas-de-la-vida/ejercicio-en-la-menopausia-1935
https://www.webconsultas.com/ejercicio-y-deporte/ejercicio-en-las-etapas-de-la-vida/beneficios-del-ejercicio-en-la-menopausia-193

Capitolo 8. Misure dietetiche
https://cuidateplus.marca.com/sexualidad/diccionario/afrodisiacos.html
https://www.dietacoherente.com/recetas-para-la-menopausia-ensaladas-potajes/
https://sevilla.abc.es/gurme/las-mejores-recetas/10-recetas-con-calabacin/
https://contenidos.bupasalud.com/salud-bienestar/vida-bupa/alimentaci%C3%B3n-saludable
https://www.miqueridamenopausia.com/que-son-las-fitohormonas/
https://www.huercasa.com/es/blog/alimentos-antioxidantes
https://www.directoalpaladar.com/salud/como-aprovechar-mejor-los-nutrientes-en-la-cocina
https://mifarmaciaespana.com/conoce-los-afrodisiacos-naturales-mas-efectivos-y-disfruta-de-tu-sexualidad/

Capitolo 9. Vitamine e minerali
https://www.hola.com/estar-bien/20180831128919/vitaminas-y-minerales-en-la-menopausia-cs/
https://www.miarevista.es/salud/fotos/7-alimentos-con-un-plus-de-vitamina-c/vitamina-c-1

https://www.danone.es/es/salud/tendencias/alimentos-calcio-no-lacteos.html
https://www.globalhealingcenter.net/salud-natural/alimentos-vitamina-c.html
https://medlineplus.gov/spanish/ency/article/002406.html
https://laopinion.com/guia-de-compras/3-vitaminas-y-minerales-que-necesitas-consumir-durante-la-menopausia-para-fortalecer-tu-salud/

Capitolo 10. Piante medicinali
https://articulos.mercola.com/sitios/articulos/archivo/2014/11/08/hierbas-y-especias-para-bajar-de-peso.aspx
https://www.eldinamo.cl/ambiente/2016/05/09/plantas-hierbas-combatir-estres-depresion/
https://www.autocrecimiento.com/salud/plantas-medicinales-trastornos-menstruales/
https://www.cuerpomente.com/salud-natural/tratamientos/sofocos-remedios-naturales_2133
https://holadoctor.com/es/%C3%A1lbum-de-fotos/los-10-mejores-t%C3%A9s-para-dormir-bien
https://mejorconsalud.com/hierbas-medicinales-que-nos-aportan-energia/
https://www.promofarma.com/blog/salud-y-bienestar/descubre-las-5-plantas-que-equilibran-tus-hormonas/

Capitolo 11. Integratori naturali
https://www.hsnstore.com/blog/menopausia-suplementos-naturales/

Capitolo 12. Terapie alternative
https://www.subz3ro.mx/7-terapias-alternativas-disminuir-estres/
https://www.mindalia.com/noticias/terapias-alternativas-bienestar-salud-naturales/
https://neurorhb.com/blog/dano-cerebral/que-es-la-terapia-ocupacional/

https://www.diariofemenino.com/articulos/psicologia/ansiedad/terapias-alternativas-para-combatir-la-ansiedad/
http://www.f-ima.org/es/factores-de-proteccion-para-la-prevencion/imagen-corporal
https://articulos.mercola.com/sitios/articulos/archivo/2017/11/16/tratamientos-alternativos-para-la-depresion.aspx
https://psicologiaymente.com/vida/tecnicas-relajacion-combatir-estres
https://psicologiaymente.com/clinica/tecnicas-cognitivo-conductuales

Informazioni sull'autore

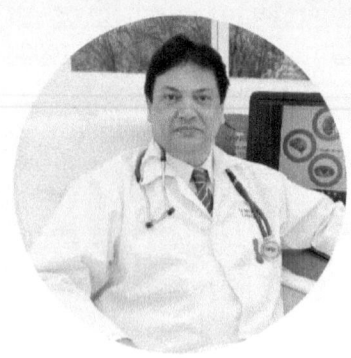

Dr. Mario Vega Carbó
      Endocrinologo

* Dottore cubano laureato nel 1994.
* Specialista in Endocrinologia e medicina di famiglia.
* Master in longevità e ecografia.
* Professore di fisiopatologia medica.
* Amante del bene, della famiglia e della natura.

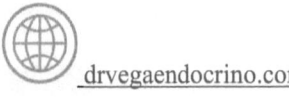 drvegaendocrino.com   Dr. Mario Vega - Tu Endocrino Online

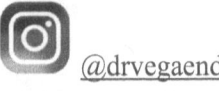 @drvegaendocrino   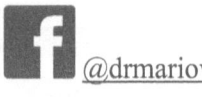 @drmariovegaendocrinologo

Quante persone stanno cercando un rimedio magico per controllare il loro peso? Sia per estetica, salute o per evitare interventi chirurgici ...
¿Chi non vuole sapere come migliorare il metabolismo?

La risposta è nello stesso **sistema endocrino**, protagonista di tutti i cambiamenti che si verificano nelle cellule del nostro corpo, come la formazione di tessuto adiposo e la secrezione ormonale, tutto accade grazie alle sue funzioni specifiche, che possono essere influenzate dall'esposizione agli interferenti e stili di vita malsani, che portano a patologie.

Questo libro non intende sostituire i trattati di endocrinologia riconosciuti, tanto meno cambiare la farmacologia tradizionale. Lo scopo è portarli a scoprire che le risorse esistenti nell'ecosistema possono essere grandi alleati per il trattamento complementare di malattie come **il diabete, l'obesità, i disturbi della tiroide, la sindrome dell'ovaio policistico, la menopausa e Andropausa.**

Come risultato della conoscenza e dell'esperienza del **Dr. Mario Vega Carbó, specialista medico in endocrinologia e professore di fisiopatologia medica**, di seguito è riportato un riferimento affidabile, rivolto ai pazienti e al pubblico in generale, per saperne di più su queste malattie, le loro cause, le loro complicazioni e conoscere gli strumenti che l'ambiente ci offre per affrontarli, controllarli e superarli.

Ora disponibile in 10 lingue, questo è un libro che ci motiverà a farlo
"Una scommessa sull'endocrinologia naturale"

www.ingramcontent.com/pod-product-compliance
Lightning Source LLC
Chambersburg PA
CBHW030626220526
45463CB00004B/1426